U0267317

远程医疗网络多路径数据安全传输

赵 杰 张荣博 著

電子工業出版社
Publishing House of Electronics Industry
北京·BEIJING

内 容 简 介

本书围绕远程医疗系统所面临的网络传输安全威胁和当前网络发展技术现状两个方面探讨如何实现安全、有效的网络数据传输，结合多路径路由技术与主流路由技术的兼容性，基于软件定义网络的灵活多路径路由的可扩展性、多路径路由实施的层次性、多路径路由调度方式、多路径路由实现架构组成等方面，探讨、研究了如何实现高效、安全的远程多路径路由数据传输。

本书面向从事远程医疗网络的建设者与管理者、专业网络管理人员。本书基于远程医疗系统信息传递的特点，给出多路径路由传输设计，包含问题模型、系统设计、协议设计与路由策略，构建高效、安全运行的主动防御多路径路由信息传递系统，对促进远程医疗的开展具有现实意义。

图书在版编目（CIP）数据

远程医疗网络多路径数据安全传输 / 赵杰，张荣博著. —北京：电子工业出版社，2022.8
ISBN 978-7-121-44072-4

Ⅰ. ①远… Ⅱ. ①赵… ②张… Ⅲ. ①远程医学－医疗卫生服务－安全技术 Ⅳ. ①R-058

中国版本图书馆 CIP 数据核字（2022）第 135834 号

责任编辑：满美希　　　特约编辑：田学清
印　　刷：三河市君旺印务有限公司
装　　订：三河市君旺印务有限公司
出版发行：电子工业出版社
　　　　　北京市海淀区万寿路 173 信箱　　　邮编：100036
开　　本：720×1000　　1/16　　印张：12　　字数：202 千字
版　　次：2022 年 8 月第 1 版
印　　次：2022 年 8 月第 1 次印刷
定　　价：128.00 元

前 言

随着远程医疗事业的蓬勃发展，远程医疗系统对网络传输系统的可靠性、安全性提出了更高的挑战和要求。信息传输系统作为整个远程医疗系统的中枢神经，需要实现跨区域、跨网络，高效、安全的数据传输。在信息技术发展的同时，网络攻击者的侦测、截获、破译能力也呈现快速增长的趋势，单一的数据加密安全传输技术已难以满足医疗界敏感信息网络安全传输的需要。多路径路由数据传输因在技术方面的优势成为改善远程医疗系统网络通信的重要手段。

本书围绕远程医疗系统所面临的网络传输安全威胁和当前网络发展技术现状两个方面探讨如何实现安全、有效的网络数据传输。目前，加密技术在数据安全传输中存在不足，高级持续性威胁（APT）也存在巨大危害性，而网络软件化带来的灵活、智能的路由技术的快速发展和网络建设的突飞猛进，以及人工智能的发展，使得在网络中将高效、灵活的多路径数据传递技术用于主动抵御网络安全威胁成为一种可能。本书结合多路径路由技术与主流路由技术的兼容性，基于软件定义网络的多路径路由的可扩展性、多路径路由实施的层次性、多路径路由调度方式、多路径路由实现架构组成等方面，探讨并研究了如何实现高效、安全的远程多路径路由数据传输。

同时，结合动态多形态路由传输技术，本书给出多路径路由传输设计，包含问题模型、系统设计、协议设计与路由策略。具体实现包括动态感知流量优化多路径路由设计，旨在解决多路径路由中路径传输性能的差异带来的问题；动态多路径路由跳变设计，旨在解决潜在网络安全威胁（如 APT）对网络传输安全的影响。基于远程医疗系统信息传递的特点，构建起高效、安全运行的主动防御多路径路由信息传递系统，对有效促进远程医疗的普及具有重要的现实意义。

在本书付梓之际，首先要感谢科技部、财政部及河南省相关部门的领导的大力支持。本书的撰写工作由郑州大学、郑州大学第一附属医院、互联网医疗系统与应用国家工程实验室、国家远程医疗中心组织完成。本书共分为 9 章，主要由赵杰、张荣博撰写，翟运开、何贤英、马倩倩、崔芳芳、王文超参与撰写与修改工作。本书得到了国家超级计算郑州中心创新生态系统建设科技专项（201400210400）、中央引导地方科技发展专项资金项目、河南省科技攻关项目（222102310178）、河南省医学科技攻关计划联合共建项目（LHGJ20200331）、互联网医疗系统与应用国家工程实验室开放课题基金项目（NELIMSA2018P04）的支持。

随着远程医疗网络传输相关技术的快速发展，本书的理论和观点难免会有调整和更新，作者会实时关注行业发展态势，不断学习和总结，逐步更新版本，与时俱进。受作者时间与精力限制，本书难免存在疏漏之处，敬请业界同人和广大读者不吝指正。

作者

2022 年 6 月

目 录

第 1 章

概　述

1.1　远程医疗网络多路径传输研究背景

远程医疗系统依托信息系统,而信息传输系统是信息系统的中枢神经,高效、可靠、安全的信息传输是远程医疗系统可靠性与安全性的基石。信息传输的高效性、可靠性、安全性主要体现在信息（内容）的抗故障、抗拥塞、抗截获、抗破译能力方面,相关技术主要包括多路径传输、信息加密和传输安全等。远程医疗事业的蓬勃发展,使远程医疗传输系统需要承担更多流量、更多样化的业务,需要传输网络提供更可靠、高效的数据传输。随着计算技术的不断发展和计算成本的不断下降,攻击者侦测、截获、破译能力呈现快速提高的趋势,对现有的远程医疗网络通信控制系统构成了巨大的威胁。为积极应对此形势,亟须提高信息传输性能,加强信息安全。

远程医疗系统的信息传输过程涉及信息、收发主体、传输网络三个基本组成部分,医疗信息本身的敏感度、时效性等都存在较大的差异,因此需要不同强度的安全措施与手段与之相适应,同时需要更加灵活的数据传输方式与安全措施。

远程医疗网络主要负责内部网络的数据通信,通信资源和位置相对稳定,计算能力充足,但由于工作在公共网络环境下,传送的所有数据都有可能被窃听、篡改或破译,所以对于该网络,要解决在公共网络环境下进行安全数据传输,保证不被第三方攻击或窃取的防护技术问题。为此,需设计具有高安全性的防重放攻击、抗破解和劫持的安全通信协议,保证核心网络数据传输的安全。

此外,近年来网络与信息安全技术的发展开始呈现网络传输能力与安全传输能力融合互补的趋势,因此改变传统网络信息传输采用的安全技术方法,通过整合网络能力实现数据安全通信能力的提升,成为网络化与一体化特性控制系统的迫切需求。

1.1.1　远程医疗数据传输网络中的安全性约束

基于远程医疗数据传输网络应用的架构设计,对数据传输的安全性提出一些强制性要求。

1)数据的机密性

数据的机密性主要体现在网络中传输的信息在授权访问及面对网络攻击者时隐藏消息的能力上,使通过网络的任何消息保持机密。在远程医疗网络中,数据机密性用于确保敏感信息不被非法获得或使用,也就是使敏感信息不会泄露给未经授权的第三方。远程医疗会诊、医疗档案分发和远程手术等应用程序都需要依赖机密性。在这些应用程序中,对于传输高度敏感的数据,保证机密性的标准方法是使用基于密钥加密的数据。通常情况下,密码块链接方式是广泛适用于网络通信的安全加密方式。

2)数据的真实性

数据的真实性确保数据发送方的身份不被盗用。远程医疗网络中各网络节点间通过交互敏感数据,帮助医护工作者做出重要的决策。因此,对每个网络节点来说,确切知道接收的数据是否来自真实的发送方是非常重要的。否则,接收节点可能会执行一些错误的命令。此外,身份验证在网络中交换重要信息时是十分必要的。用于确认网络节点真实性的一般方法是使用消息身份验证代码、质询响应、签名和身份验证公钥等。

3）数据的完整性

互联网数据传输基于 IP 协议实现，网络中节点尽其最大的努力传输数据，这种特性使数据传输在每个网络转发节点都可能面临网络拥塞。近些年，无线通信不断普及，无线信道相比有线信道存在固有高误码率的特点，从而导致网络数据分组在数据传递中的失败概率增大。这些发生错误的分组若没有被网络节点有效地检测到，而是继续转发，则会给传递路径的下游节点带来负担。另外，由于网络经常遭遇有敌意的攻击，处于传输中的数据分组可能会被攻击者篡改。攻击者会在数据包到达接收方前对传递的数据进行修改，由此可能导致许多问题。

4）数据的新鲜度

在远程医疗网络中，许多信息描述一个对象的临时状态（如检测设备采集到的数据），它只在有限的时间间隔内有效。因此，当网络节点接收到这些有实效的数据构建的数据分组时，需要确保该数据分组是新鲜的，否则，所传递的数据分组中包含的信息是无效的，应该被弃用。网络中的数据重放攻击是网络通信所需新鲜度的主要威胁之一。在重放攻击中，首先攻击者会拦截来自网络的数据分组，并持有一段时间，然后将其重新发送到网络中。数据分组中包含过时信息会对远程医疗等应用程序造成诸多严重问题。例如，不能及时获取病人的实时信息，从而不能给出实时的应对措施。又如，重放一些过时的数据分组，可能造成诊断系统混乱，甚至误诊。此外，除了需要注意时间维度上的重放攻击，还需要关注空间维度上的重放攻击。

5）数据收集

数据收集是远程医疗网络的一个常见功能。在网络中，分布在广泛区域、移动的传感器设备的采样信息需要被传输到指定的网络终端进行进一步的处理和分析。针对传感器设备（特别是移动设备）的能源约束和传输能力约束，数据采集网络中的数据实时、安全地传输显得尤其重要。在传感器数据采集网络中，利用采集节点的计算能力对将要在网络中传递的数据进行预处理，以实现降低数据传输成本、增强数据传输安全的目的。

1.1.2 远程医疗网络的安全目标和威胁

实现数据可靠的传输是网络的基本要求之一,也就是网络要确保所有数据分组在传输过程中可以从源传递到目的地。与此同时,网络设备在受到通信干扰或者发生故障时都可能造成数据分组传输错误。远程医疗网络中部署的网络设备多样,并且部署在广泛的地理区域。此外,远程医疗网络中部署的网络应用的需求不同,在数据传输中呈现的网络流量模式也存在较大的差异。基于此,远程医疗网络对网络性能与管理提出了更高的要求。为了提高远程医疗网络的可靠性与安全性,在其应用研究中必须考虑到目前所有具有挑战性的问题,这些问题都与远程医疗的可靠性密切相关。

在远程医疗网络应用中,研究人员正在积极面对并努力克服遇到的困难,其中对网络传输可靠性和安全性的提高一直是关注的焦点。针对远程医疗网络的应用,应充分考虑不同应用的系统架构、目标及约束条件。健壮性是指远程医疗网络在发生不可预知故障、错误或攻击时,在少数网络节点不能正常工作的情况下,基于网络运行系统仍可保证正常工作的功能。网络节点可能会因为供电电源、网络阻塞、物理损坏或者环境干扰而失效,此时网络应及时应对出现的网络故障以保障不影响整体网络任务的实施。

1)窃听

在通信网络中,攻击者攻击路由节点、捕获网络节点并监听通过节点的数据流,但不改变数据流的内容,这种行为称为窃听。由于路由节点处理来自多个网络节点的各种数据分组,因此窃听不仅会泄漏捕获的网络节点的信息,还会影响其他网络节点。此时,攻击者(窃听者)的目标是确定远程医疗系统传输的数据,并试图通过这些数据了解远程医疗系统正在做什么,如预测远程医疗系统的操作者将做出何种反应。攻击者可根据需要监听网络节点传输的信息,或者直接破坏某些网络节点。窃听可进一步分为被动和主动两种类型。

(1)被动:窃听者隐藏它的存在,仅仅只是从捕获的网络节点中复制监听到的信息。

（2）主动：窃听者不仅监听信息，而且积极主动地尝试辨别信息，并通过将信息发送到源端来获取或者攻击其他网络节点。

2）数据篡改和数据包注入

被捕获的网络节点可以修改通过它的数据分组，也可以构建错误的信息并将其发送到网络中。由于路由节点的信息来自网络中的多个节点，因此攻击者篡改获得的信息比简单地复制信息可以发动更有价值的攻击。

3）拒绝服务

被捕获的网络节点停止数据分组的转发，可以使网络系统中的信息无法正常传递。此外，网络节点对到达的数据分组采用指定的数据转发策略，也可能破坏系统的正常运行。对一个主动的攻击者来说，通过掌控的网络节点可随机发送信息进行网络攻击。此时，攻击者利用捕获的网络节点，发送合法的垃圾信息将很难被检测到。在网络应用系统运行中，拒绝服务（Denial of Service，DoS）是目前最常见的一种网络攻击方式，其目标明确，即试图阻止合法用户正常使用网络服务或数据。DoS 攻击的方法很多，常见的有网络应用系统请求超载，进而使应用无法响应合法用户的请求流，从而使系统或服务对合法用户不可用。其攻击类型主要包括带宽消耗、阻滞设备间的通信、针对特定系统或人员的服务中断、路由信息中断和物理组件中断等。

如果远程医疗网络遭到 DoS 攻击，该攻击会逐渐降低远程医疗网络的信息交互功能和整体传输性能。由于远程医疗网络中的多数应用对信息传输性能的敏感性，以及一些应用对数据传输性能具有严格预期，因此 DoS 攻击可能对远程医疗系统造成潜在的巨大损失。DoS 攻击的三种基本类型如下。

（1）消耗资源受限或者稀少的资源（网络带宽、内存）。

（2）篡改或者毁坏网络运行相关配置信息。

（3）从物理上破坏网络设备。

诚然，DoS 攻击不是一个新的网络安全现象，目前已有一些相关的标准和技术用来处理常见的 DoS 攻击。例如，可以通过深度包检测或者对网络异常流进行监控来发现 DoS 攻击，这种方法需要对部分或全部网络中流动的数据分组进行检查，这将对网络传输性能产生很大影响。此外，要完全防止网络节点不被捕获并不容易。配置更多的冗余设备可以缓解这种威胁。目前，虚拟设备的使用可以通过不断重置虚拟网络设备来清除可能正在发生的攻击，防止 DoS 攻击。

通信网络中的路由中断会导致使用中断路由的多个系统遭受 DoS 攻击，多种网络攻击会导致路由中断，如身份欺骗、数据分组重放等。路由认证可用来防范此类攻击。由于目前网络中使用最广泛的可靠性传输层通信协议为传输控制协议（Transmission Control Protocol，TCP），因此利用 TCP 协议的握手机制发动的同步泛洪攻击成为最常见的 DoS 攻击。基于 TCP 协议的通信，要建立连接，首先客户端需发送一个同步数据包。其次，服务器端返回一个同步确认信号。这是因为服务器需要来自客户端的确认信号以完成整个连接建立过程。此时，服务器端的套接字处于打开状态，并等待客户端发送确认信号包来完成三路握手。在同步泛洪攻击中，攻击者在短时间内将发送数以千万计的用伪造的源地址创建的同步数据包，这将导致服务器没有相应的内存资源来响应连接请求，造成操作系统功能的资源缺乏，可能带来严重的系统故障，甚至系统崩溃。在反同步攻击中，攻击者中断一个活跃的连接，通过发送伪造的带有控制标志的数据包来解除通信终端的同步，让通信终端重新传输数据。应对这种情况，可使用全包身份验证机制加以克服。

在基于路径的 DoS 攻击中，攻击者通过注入虚假数据包或重放数据包淹没端到端的通信路径。这种攻击不仅会消耗网络带宽，还会消耗网络节点性能。结合包认证和反重放可以防止基于路径的 DoS 攻击。

4）选择密文攻击

选择密文攻击（Chosen-Ciphertext Attack，CCA）是一种用于密码分析的攻击方式，密码分析人员通过选择一个密文并获得其在未知密钥下的解密，从而收集部分信息。选择密文攻击者有机会将一个或多个已知密码文本输入系统，并获得结果明文。通过这些信息片段，攻击者可以尝试恢复隐藏的密钥用于解密。

选择密文攻击可以击败许多安全方案。在安全套接字层（Secure Socket Layer，SSL）协议的早期版本中使用了 RSA 填充，其容易受到复杂自适应选择密文攻击方法的攻击，此种攻击会导致基于 SSL 会话的密钥泄露。选择密文攻击对一些自同步流密码也有影响。防篡改加密智能卡的设计者必须特别重视这些攻击，因为某些设备可能完全处于攻击者的控制之下，而攻击者可以发出大量的选择密文攻击，试图恢复隐藏的密钥。

当密码系统易受选择密文攻击时，通信必须小心避免攻击者可能解密选定密文的情况。此外，一些密码系统使用相同的机制对消息进行签名和解密。这使在未对要签名的消息使用散列时进行攻击易于实现。

在远程医疗网络中，网络路由节点可能受到窃听、数据篡改、选择密文攻击、假包注入和 DoS 攻击等。当源节点向目的节点发送信息包时，攻击者可能会窃听信息包所携带的消息。一些攻击者可能会导致网络路由错误，通过捕获的网络节点注入伪造数据包或丢弃数据包。由于采用确定的路由策略与路由选择算法生成源到目的节点的路径，所以僵化的路由有助于攻击者实施攻击。本书讨论了利用网络路径多样性的多路径路由方案，重点放在基于多路径路由算法的数据传输的可靠性和安全性方面。为了降低窃听、数据篡改、选择密文攻击、假包注入和 DoS 攻击的影响，本书对网络路径多样性的应用进行了研究。一旦出现数据包丢失或者数据包被破坏的情况，网络节点将对路由路径进行评估，并基于评估结果生成新的路径传输方案。

1.1.3　多路径数据传输

多路径数据传输通过寻找多条路由而不是单一最佳路由来承担数据传输服务。多路径数据传输可用于补偿网络节点处理能力不足与降低链路性能动态变化带来的网络单一路径传输的不可预测性，在有限网络带宽及网络节点处理能力受限的情况下实现了流传输在路径分布上的动态调整。

基于多路径路由实现的融合加密方法可以在充分利用网络资源的情况下，实现网络数据传递的安全性与可靠性的提升。新的方法包括多路径路由选择、集成的加密/解密融合方案及流量分布的优化，从而提供数据认证、数据完整性，达到提高远程医疗网络的可靠性和安全性的目的。

目前，多路径路由已被广泛应用于宽带城域网、无线局域网、无线自组网及无线传感器网络等。在实践应用中，多路径路由的功能主要体现在以下几方面。

1）负载均衡

多路径路由可以提升网络避免拥塞的能力。当某些网络节点和链路被过度使用并导致拥塞时，多路径路由可以将流量从拥塞路径分散到负载较轻的路径上，以平衡整个网络中路径上的链路与网络节点的负载。在远程医疗网络中，负载均衡问题也是多路径路由应用的焦点问题。

由于网络节点的处理能力和通信能力是有限的，当网络节点处理需求超过其能力时将导致网络中运行应用系统性能下降，甚至造成应用不可使用。因此，保证网络中运行应用系统的最大可运作时间是网络管理与运维的关注点之一。在远程医疗网络中，一个网络节点必须能够处理多个应用所产生的流量，并提供可靠、安全的传输。为了保证网络路由的稳定性，路由方案总是倾向于同一数据流选择相同的网络节点来组成通信路径，提供数据分组的传输服务。这种路径的选择在流传递的初始时刻可能是一条最优的路由，但整个网络中流处于动态变化中。流的变化可能造成网络中一些节点的使用远比另一些节点的繁重，从而造成网络中各节点承担负载的不均衡。已经观察到，面对网络出现负载不均衡的情况，网络需要协调网络中运行的不同应用系统的路由，通过统一动态调整应用系统流在不同路由上传递，从而使整个网络负载分配在多个路径上，达到负载均衡，使网络可用性显著增强。

2）抗毁

在多路径路由应用中，网络在检测到路径故障时，可以通过使用替代路径传递服务流的数据分组到目的地，从而提高网络通信的容错度。这增加了网络节点开销，但有助于降低在链路失败时通信中断和数据丢失的可能性。为了提高可靠性，人们已经开发出了多种路径恢复算法。

3）带宽聚合

通过将同一目的地的数据拆分为多个子流，每个子流通过不同的路径传输，可使可用网络带宽得以聚合。当一个流存在多条可用低带宽连接路径时，这种策略尤其有效。

4）减少延迟

在运行单路径按需路由协议的远程医疗网络中，只有在路由发生故障时才触发路径发现进程，发现新路由路径。这种被动路径发现策略导致当流传递所用路径发生故障时，新的路由路径发现延迟。在多路径路由中，备份路由可以被立即确认，从而减少由路径发现导致的数据传输延迟。此外，在多路径路由中，针对发现选择的多条路径，可以保持对多条路径服务质量特征的观测，当观测到一条路由路径的服务参数更好时，可以将网络服务承诺更好的质量应用的负载动态切换到这条路由路径。

目前，网络的多路径路由的重点往往是负载均衡或抗毁，而不是带宽聚合。多路径路由协议的目标通常是最大限度地延长网络的可操作时间和完成其承载系统的传输任务。提出多路径路由的概念是为了在两个或多个路由之间灵活调度流量负载。负载均衡是为了避免网络中的拥塞问题，提高数据吞吐率。提出的动态多路径路由技术选择同时使用多条路径传输，目的是提供端到端的可靠、安全传输，并选择数据吞吐率最大的路径为最佳路径。

1.2　远程医疗网络面临的挑战与机遇

1.2.1　加密在数据传输中的应用与不足

可靠、安全的网络是远程医疗建设与发展的基础设施之一，在非现场诊断、实时检测信息回传、远程设备控制运转中起到至关重要的作用。远程医疗的部署与实施正在改变着人们的诊疗方式与就医习惯，信息交互方式的发展已成为医疗变革的主要驱动力。因此，远程医疗网络的建设得到了国家及相关单位的高度重视。安全性与可靠性作为网络的核心问题更成为焦点问题。

网络作为民生基础设施，在其运转与应用过程中，网络攻击一直是一个被社会方方面面关注的问题。运行中的网络每时每刻都面临着安全威胁。僵尸网络、分布式拒绝服务（Distributed Denial of Service，DDoS）攻击、信息劫持等经常被媒体披露。重大的安全事件，如学生信息泄露、酒店客户信息泄露等，也被频繁爆出。网络安全已经成为像停水、断电一样影响人们生活的重要问题。这些安全事故的反复出现无时无刻不提醒着人们网络安全一直面临着严峻的挑战。

在应对网络安全威胁的过程中，一系列的研究显示，目前网络安全的最大问题来自网络攻防中防御者与攻击者所处地位的不对等，这导致整体攻守态势的易攻难守。首先，基于攻击链模型，整个网络攻击过程被分为入侵前的目标侦测、工具制作与投递，入侵后的漏洞利用、目标控制、攻击行为执行及建立据点等阶段。对于处于静态配置中的网络，在整个攻击中，攻击者在时间上具有优势，这使攻击者可以从容地发起攻击，也可以长期对网络中的攻击目标，如网络设备、通信链路、通信协议等进行反复侦测、渗透，进而通过分析攻击对象，获取攻击对象的固有脆弱性，直至达成最终的攻击目标。其次，在整个攻击过程中，攻击者基本不需要掌控整个网络，大多只需要找到一个有效攻击点即可实现自己的攻击目标，而防御者不得不对整个网络中所有可能被攻击的点实施保护。这使攻击者具有成本上的优势。在网络攻击中，当攻击者攻陷一处网络节点并实施有效攻击后，大多可以方便地以低成本将攻击范围扩大。在网络安全防御中，造成攻击者与防御者处于不对等地位的重要原因可归结为目前网络系统的同构性、网络系统配置的静态性与确定性。网络系统配置的确定性与静态性使网络攻击中的攻击者拥有时间上、成本上、信息上的优势，防御者处于被动的劣势地位。这种网络攻防中的不对等在传统的基于监测的网络防御中难以扭转，主要表现在以下方面。由于对网络的整体认知的不全面及可能出现的漏洞的认识的滞后性，常用的基于监测的检查机制无法确保能排除所有的漏洞。在发现漏洞后，补救措施得以实施的速度会滞后于对已知漏洞的利用速度，这里出现的时间差为网络攻击提供了机会。网络防御可以有效监测已识别特征标识的攻击，对此，攻击者往往可以实现对已可识别攻击的快速变异，减弱识别的灵敏度和速度，从而使基于特征识别的检测方法变得无效。

为了改变网络攻防的整体态势，早在 20 世纪 80 年代美国就开始了此方面的研究，实现了以一种革命性的技术来改变网络中"难守易攻"的局面，即移动目标防御（Moving Target Defense，MTD）。这一技术在当前软件定义网络（Software Defined Network，SDN）被广泛接受并部署的情况下得到了进一步的重视与发展。移动目标防御已成为当前网络安全研究应用中不容忽视的重要技术之一。

1.2.2　高级持续性威胁问题

高级持续性威胁（Advance Persistent Threat，APT），最初用于描述旨在实现战略优势的民族国家网络攻击。如今，这个词已经扩展到各种各样的针对企业以获取金钱利益的攻击。网络犯罪分子提高了他们攻击的复杂程度，攻击通常融合多样的攻击技术手段，而且 APT 攻击往往技术专业、手段隐蔽。近十年来不断爆出重大 APT 攻击事件，让应对 APT 攻击成为亟须解决的热点问题。

在 2019 年 360 威胁情报中心发布的《全球高级持续性威胁（APT）2018 年报告》中，APT 已经成为各个行业必须面对的问题，已成为犯罪团伙危害民用系统、实施犯罪的重要手段。报告显示，对医疗行业的威胁与传媒、电信行业处于同一水平，高于工业及电子商务行业。

进入移动互联时代，APT 已成为网络攻击的主要手段之一。APT 难以应对主要表现在其具有隐匿性和持续性。APT 攻击具有良好的隐匿性。这使被攻击系统的用户在长时间内无法察觉其存在（一年以上或者更久）。在隐匿期，攻击者可不间断地从被攻击的系统中获取信息。从其根本目的来看，攻击者不以短期获取利益为动机，而是希望通过侵入系统长期地获取信息，直至完成攻击后消除痕迹撤离。持续性是 APT 攻击的另一主要特征，这主要表现在攻击者在攻击期间不断尝试不同的攻击方法和手段，在得以掌控网络内部资源后长期蛰伏，不断更新攻击方式来避免被安全防御系统检测到。在信息化高度发展的远程医疗系统中，针对日益频发的 APT 攻击，建立完善的信息系统，使其具有较高的可靠性和安全性已成为重点关注的问题。

APT 攻击的危害还表现在其对传统安全防御检测手段的免疫上。当 APT 攻击发生或者完成后，受害者可能完全不知道，或者知道遭受攻击但无法明确并采取措施。造成这一状况的原因在于传统安防技术基于威胁特征的检测机制，其有效性是建立在已知威胁并分析获取其特征的基础上的，面对的是已知的威胁类型，而 APT 攻击通常是融合多种攻击手段构建而成的未知威胁。在 APT 攻击链中，攻击者先收集攻击目标的环境及其防御手段的信息，通过分析收集到的情报进行有针对性的攻击；通过利用漏洞进行变体威胁攻击，迷惑传统的防御系统（如IDS、IPS）检测，利用加密手段避开信息审计检查等。

与一般的攻击链相同，APT 攻击链同样包含前期对攻击目标的侦察、信息收集及分析、攻击目标缺陷锁定，进而对攻击目标进行渗透、收集数据，并持续攻击到目标达成，消除痕迹退出。在实际攻击中，攻击链中的各环节间并没有严格的界限划分，可随时进行回溯，在理论上将其划分为攻击链的各个环节只是为了便于阐述及分析。对 APT 来说，各个攻击链环节都可能维持较长时间并反复进行多次。其执行过程与攻击目标的价值相关，并取决于攻击者的决策。

为远程医疗提供网络基础服务的远程医疗网络的一个重要问题就是需要有效地防御复杂的网络安全攻击。APT 攻击就是其中的一种，其主要特征为多层次、多步骤、长时间持续攻击。同样，APT 攻击也使用一个攻击链模型来进行攻击，以达到攻击目标的目的。传统的安全防御方法如防火墙、入侵检测系统或者入侵保护系统不能有效防御 APT 攻击并避免它们带来的危害。现阶段，欺骗技术被用于防御网络攻击行动。移动目标防御技术是其中最有希望的一种技术。移动目标防御技术能够应用于攻击链的各阶段，在各个抽象层级（应用、主机、网络）动态地瓦解正在进行或已成功渗透到系统的 APT 攻击。

针对 APT 攻击难以通过传统手段进行有效检测的特点，近年来一种试图改变网络攻防双方在网络防御中不对等地位的主动防御技术——移动目标防御得到广泛关注与研究。移动目标防御技术对未知的或者进行中的网络攻击均可以起到有效的抑制作用。通过移动目标防御技术可以实现对 APT 攻击链中多个阶段（侦察、渗透、破坏等）造成的危害进行有效抵御与瓦解，从而对网络安全形成有效的防御。

1.2.3　主动网络防御技术

移动目标防御技术是一种目前被广泛关注，并且被认为可有效改变传统信息安全防御格局的方法。移动目标防御的出发点在于扭转网络攻防中防御者所处的劣势地位，其着眼于改变当前信息安全防御的"游戏规则"，通过对可管控系统的属性特征等可成为攻击者的攻击面实施持续动态的变换，从而使攻击者面对不断变换的攻击目标，缩减攻击者的攻击窗口，增加攻击需要侦察的攻击面，提高攻击者实现一次成功攻击的成本，降低成功率，缓解潜在威胁对系统安全性的影响，从而有效提高信息系统的安全性与可靠性。

由于移动目标防御采用主动防御模式，所以其在系统存在弱点及后门的情况下依然可以发挥效能。基于移动目标防御的特性，目前工业界与学术界对移动目标防御进行了大量的研究，并提出诸多的理论与方法，涵盖移动目标研究领域的多个方面。对于移动目标防御的研究，先要回答的问题是如何建立高效、可靠的移动目标防御。这就需要在理论上解决移动目标防御的机理问题。何为移动目标防御？如何建立？它的主要特征是什么？它的理论模型是什么样的？对这些方面的研究一直处于发展中。

目前，一批实用的移动目标防御技术已被广泛应用在实际中，如在软件系统中加入 ASDL 来抵御黑客的攻击，使用动态平台技术来缓解网络攻击（如 DDoS），使用 IP 地址动态跳变技术来防御网络扫描等。在空间、时间上分析这些动态防御手段，或者在空间和时间上通过动态改变系统的属性来达到迷惑攻击者的目的，从而减少系统被攻陷的概率。其中，在空间上主要表现为系统属性的可变换空间（配置参数可选择空间），在时间上则主要体现在系统属性变换的频率。对于系统安全性的影响可以大体归结为有效可变换空间越大与变换频率越高，系统安全性将非递减增长，但实现所要付出的代价也会相应增加。滥用移动目标防御技术可能导致系统性能下降，甚至使正常业务的运行无法得到有效保证。变换频率缓慢、有效变换空间小，系统所要付出的成本就会降低，但是系统的安全性也相应降低，这使攻击者实施成功攻击的概率增加。如何在保证系统性能不受或者少受影响的情况下，通过合理设置变换空间与变换频率来达到设定的安全性是采用移动目标防御技术时需要关注的问题。

此外，对移动目标防御技术的有效性、代价进行真实有效的评估是设计系统移动目标防御的重要一环。建立有效的评估方法对移动目标防御技术的研究及部署具有深刻的影响，对移动目标防御技术的推广与采用具有重要意义。因此，移动目标防御技术的评估方法与标准是目前研究的重点。

移动目标防御技术最早由美国提出，希望通过持续、不间断地改变系统的属性特征来迷惑攻击者，通过增加攻击者实施有效攻击的成本来增加系统的安全性。从原理上看，移动目标防御不具体特指某种方式、方法，而是一种实施主动防御的思想策略。基于此，我们可以将一大批主动网络防御技术归为移动目标防御，如动态地址随机化、指令命令随机化、IP 地址/端口跳变等。在移动目标防御方面，2014 年邬江兴院士提出了拟态安全防御思想。拟态防御是指在主、被动触发条件下动态地、伪随机地选择执行各种硬件变体及相应的软件变体，使系统外部与内部的攻击者面对动态变换的攻击对象，无法或很难通过掌握的软、硬件弱点建立起有效的攻击，减少系统遭遇有效攻击的风险。

主动网络防御技术在其发展初级阶段受限于网络分布式控制、管理复杂性等，因此要实施有效的动态网络属性特征变换往往意味着付出大的代价，并且其部署与维护在分布式控制的多样化网络设备中十分困难。近些年，为了改善传统分布式网络僵化、网络创新难以实现的困境，SDN 被提出并得以广泛接受。在SDN 中，网络被抽象地分为三个层面，其集中控制特征及网络的可编程性使灵活、敏捷部署新的网络策略变得易于实现。这一变革对促进基于主动防御的移动目标防御技术具有重要的影响。从整体上看，在实施可控的持续化网络变换以迷惑攻击者上，需要采用灵活多变的方法来增加攻击者的攻击难度和代价，从而减少网络遇到的攻击。SDN 为这些方法的实施提供平台。移动目标防御策略需要创建、分析和评估。SDN 的可编程性和集中控制使这些策略更容易实现。从整体的远程医疗系统来看，网络在整个信息系统中处于基础地位，在网络上实施有效的防御是整个系统安全、可靠运转的基本需求。从网络的发展态势来看，网络必将是信息化时代的医疗保障体系的核心设施，而安全防御是其中的焦点问题。目前，基于远程医疗网络的应用处于快速发展期，保障其安全、可靠地运行就显得尤为重要。

1.2.4 利用多路径传输改善通信性能与安全性能

近年来，随着远程医疗技术与应用的飞速发展，远程医疗网络的应用涉及的领域与终端数量迅速增加。基于互联网技术的远程医疗网络已被应用到网上预约、远程会诊、远程手术、远程病人信息采集等，正深刻改变着人们的就诊方式，推动着整个社会医疗系统的进步和发展。与此同时，各种新型网络医疗业务的开展对信息在网络中的可靠性提出了更高的要求，使网络多路径传输技术在远程医疗网络中的应用得到重视和发展。

网络多路径传输技术，从字面意思来讲，就是指在网络数据通信传输中将具有相同指定特征（一个数据流）的数据信息分发到多条路径上进行传输的方法。例如，通过多路径传输可以实现多路径带宽的聚合，通过动态地将流合理分配在网络中可用于流传输的路径，达到各路径所承担传输数据的负载均衡，可有效缓解网络中的拥塞现象。使用多路径传输技术对提升网络传输的吞吐量，优化网络带宽资源整合，提高传输的可靠性与弹性等方面具有明显的优势。然而，在使用多路径进行数据传输时也将面对各条路径的传输差异性给数据传输质量带来的挑战。这些差异表现在路径间延迟、带宽、丢包率等方面。要想有效地使用多路径传输技术就需要关注并解决这些问题带来的传输影响。

对于不同的目标，在路径调度中所需的策略也存在差异。若目的是带宽优先，就需要路径调度策略实时监控网络中路径带宽的变化，并依据此变化来合理调度路径，及时将流转移并分发到带宽更优的路径上，同时在传输过程中需要动态调度网络路径。调度算法的收敛性和高效性也是合理调度策略需要考虑的问题。对于可靠性优先的目标，首要考虑路径的丢包率和路径的拥塞程度，将流合理分配到低丢包与低拥塞的路径中。对于安全性优先的目标，在进行合理调度时需要考虑路径的安全程度。在多路径的调度中，由于网络环境的复杂性及动态变化，合理依据网络状态调整多路径传输中承担数据分发的路径是多路径传输中需要解决的问题。

针对不同业务，在远程医疗网络中采用合理路径调度与流量分配策略，对采用多路径传输并实现可靠、稳定、高效的服务质量具有决定性作用。为满足远程医疗中不同业务的需要，远程医疗网络的复杂性和规模不断提高。基于互联网服务提供商（Internet Service Provider，ISP）创建多路径的传输网络是实施安全、可靠的远程医疗网络的组建方案。

面对不同的远程医疗业务，多路径传输网络采用不同的路径调度方案。

（1）高可靠性实时业务。多路径传输网络可选择主辅路径调度方案，方案将为业务选择一条路径作为数据路径，同时选择另一条路径作为辅助路径。数据通信中可以采用主备方式（一条路径用于传输数据，当传输数据的路径出现故障或性能不能满足业务时，将数据快速切换到备用路径上）；也可以采用主辅同传模式，即将业务数据同时通过两条路径进行传输，接收端（Receiving Terminal）收到两份相同的数据，当一份数据出现问题时，可以立即使用另一份数据。此方式通过牺牲网络传输资源的方式来提高系统数据传输的可靠性和稳定性。

（2）高速率、高带宽业务。多路径传输网络可选择多路径并行传输策略。这种方法同时使用多条路径为同一业务流传输数据，发送端（Sending Terminal）将业务流数据分发到几条路径中传输，接收端收集几条路径中传输的数据，重组后递交给应用业务。并行传输可以聚合多条路径的带宽，同时可以将业务按照网络状态合理分配到多条路径，实现网络传输的负载均衡，从而提升业务的传递速率和应用带宽，并提升整个传输网络的吞吐量。

1.3　动态多路径传输技术

最初提出多路径传输技术是为了提高数据传输的可靠性。在数据传输过程中，当选择进行传输的路径性能不足时，可将数据及时地转换到备用路径上。随着网络建设不断发展，各种应用不断涌现，以及对网络传输性能的提升，多路径传输已成为网络研究领域广泛关注的问题。致力提高网络传输可靠性的主备方式及多路径并行传输方面的研究成果不断出现。例如，主要用于提升链路带宽的链路聚合（Link Aggregation）方案，该方案是工作在链路层的多路径并行传输，通过将网络中数据传输源与目的地间存在的多条链路聚合，形成一条逻辑上的链路，供给单一的网络连接进行数据传输。在网络层，同样提出了多种不同的多路径传输方案。在移动网络中，基于隧道技术的移动 IP 技术在通信终端建立传输层连接可以实现从一个接入网到另一个接入网的接入链路的动态切换，不同链路切换过程不影响已建立的连接。在当前网络中，等价多路径路由（Equal Cost Multi Path，ECMP）被大多数的网络路由节点支持。对于到达的路由节点的数据流，网络路由节点可以将其分配到不同的等价传输路径中，从而实现多条路径间的负载均衡。由于 ECMP 在实际中多采用哈希函数来分配流到不同的等价路径对应的端口，而网络存在大流与小流的分布不均，因此 ECMP 在应用中可能会加重网络中路径的拥塞。流控制传输协议（Stream Control Transmission Protocol，SCTP）由 IETF 工作组发布，是一种工作在传输层的多路径数据传输方案。作为基于分组的可靠传输协议，与典型的 TCP 协议相比较，其支持一个网络节点同时使用多个网络接口接入网络进行数据传输，是一种支持多路径数据传输的传输层协议，它采用主备方式工作，可有效提高网络数据传输的可靠性与稳定性，但不能通过多条路径并行传输。并行多路径传输流控制传输协议（Concurrent Multi-Path Transfer Using SCTP，CMT-SCTP）随后作为改进方案被提出，实现了多路径的并行传输。CMT-SCTP 实现了基于多网络连接的多路径并行传输，从而得到更好的传输性能。

由于 CMT-STCP 与典型的 TCP 协议并不兼容，使它很难得到广泛的部署与支持。基于此，IETF 提供多路径传输控制协议（Multi-Path Transmission Control Protocol，MTCP），该协议在传统的 TCP 协议上进行扩展，支持 1-n 条路径的并行传输。在通信建立阶段，MTCP 中不同路径 TCP 连接的建立过程与典型 TCP 协议的建立过程相同，这使它可以兼容现有的 TCP 协议，当对方仅为普通的 TCP

协议终端时，退化为典型的 TCP 连接；当对方支持 MTCP 连接时，可以在通信终端间建立多条连接，并通过在这些连接上同时进行数据传输，可以有效地扩展端到端的带宽。MTCP 是目前得到广泛关注的多路径传输协议，但它的使用需要通信双方终端同时支持才可实现，也就是部署需要修改通信终端。在应用层同样存在定制式的 MTCP。纵观当前的多路径传输技术发展，MTCP 的研究成果被广泛应用，但其仍存在以下问题。

（1）与当前的传输协议的兼容性问题及公平性问题。

（2）多路径差异性带来的可靠性传输问题（如延迟差异性带来的数据包乱序问题）。

（3）对通信终端接入端口多寡的依赖性问题。

1.3.1　资源优化

远程医疗网络承担多样化的业务，随着远程医疗网络的发展，网络流量大幅增加。网络流量增长导致网络中链路出现拥塞的情况增加。为了减少拥塞，不断增加链路带宽可加以缓解，但这种方法在一定程度上造成网络中某些链路利用率低下的问题。

为了充分利用已有网络带宽，提升网络链路的利用率，负载均衡技术作为一种关键性网络技术被引入。通过负载均衡技术，可以提高网络资源的利用效率，提升网络整体的服务性能。负载均衡技术是目前网络服务提供商普遍采用的技术，其基本目的是在满足特定约束条件的情况下，将网络承载的业务流所需带宽合理分配到底层网络链路进行转发，从而提高链路资源的整体利用率，最大化网络资源效能。

基于 SDN 网络架构实现负载均衡比传统分布式实现的链路均衡在链路流分配方面具有更大的优势。这主要体现在，在 SDN 架构中逻辑集中的控制器可提供全网视图，使控制器更加灵活地配置网络调度流传输。

Google 公司早在 2012 发表的论文中就已经表明，其基于 SDN 架构实现了远程数据中心间的流调度,依据数据中心间传送流的特征,将这些流分为不同的三类,并据此特征进行调度,使网络链路利用率长期保持在 70%以上,甚至部分时段接近 100%。微软公司也提出类似的解决方案来提升网络资源的利用率。

1.3.2　终端通信

如今的远程医疗网络需要支持多样化的应用,这些应用对通信服务具有不同的需求。针对这种情况,采用多路径路由是一种有效的解决方法。

(1)特定应用程序性能需求:不同的应用程序有不同的需求。如果有多条路径存在, VoIP 和在线游戏流量可以使用低延迟路径,而文件共享流量使用高吞吐量路径。此外,应用程序可以通过同时使用多条路径来访问更多的带宽。

(2)提高端到端通信可靠性:如果有多条路径存在,当链路或路由器失效时,流量可以快速切换到另一条路径。

(3)避免拥挤的道路:当多个路径可用时,流量可以移动到备用路径绕过拥塞点。尽管在早期的研究中发现,这种调度可能引起路由振荡,但最近的研究已经展示了如何以一种稳定的方式在多条路径上实现动态分割流量。事实上,只要存在两条路径,并在它们之间实现流的灵活分割,可以很容易地通过通信协议调整,达到高效利用网络资源的效果。

1.3.3　网络安全

多路径路由的研究多把其作为一种解决网络业务流对带宽的需求、提升网络链路利用率、改善负载均衡的方法和策略来进行讨论。多路径路由同时使用多条路径来传输数据,无缝地利用它们的带宽。安全是系统,特别是通信网络系统中的一个重要问题。由于多路径路由有多条路径,它有许多扇门向攻击者打开,特别是在连接初始化时,因此对于一些确定目标攻击,如中间人攻击、DoS 攻击和 SYN 泛洪攻击可以起到一定的抵御作用。

1.4　本书组成

动态多路径传输值得研究的领域有很多，本书着眼于动态多路径传输的三个子领域，即基础理论研究、策略方案设计及评估方法，选取动态多路径对网络传输通信中的安全问题、可靠性问题，针对动态多路径传输特征及其安全模型、动态多路传输防御机理、自适应动态多路径传输防御策略设计与部署、动态多路径传输技术的性能评估展开研究。

通过研究提取动态多路径传输的基本特征，描述动态多路径传输的安全模型，分析其防御机理，设计一种自适应的动态多路径传输策略，以及提供一种动态多路径传输防御机制。

第 2 章

远程医疗网络体系结构

　　远程医疗可追溯到 21 世纪的电话诊疗，那时候，医生可以通过电话与病患进行交流，并依据病患身体状况给出诊断和建议。信息技术的快速发展使远程医疗也随之发展，特别是最近几十年互联网技术的出现，使远程医疗进入一个服务内容丰富、质量快速提升的时期。远程医疗网络是进行远程医疗服务的基础设施，其构建体系也随着网络构建技术的更新快速发展。

　　远程医疗网络体系结构的发展与互联网的演进基本同步进行。网络的发展使其可提供的业务内容不断丰富，从简单的文本传输到对图形、声音、视频多媒体传输的全面支持，从可靠传输到实时可靠传输，从少量数据传输到大量数据传输，这些发展使远程医疗网络可以支持更加复杂的远程医疗业务。

　　网络体系结构是指网络设备和服务的结构方式，以满足客户端设备的连接需求。SDN 和网络虚拟化的出现给网络构建与发展提供了新的动力。目前基于 SDN 架构，在网络中采用虚拟化技术已成为构建网络的主流技术。远程医疗网络接入终端多样性、服务业务多样性的特点使其天然适用具有可编程性的软件定义架构，而远程医疗网络的复杂性使网络虚拟化成为简化其管理的重要手段。

2.1 远程医疗网络系统

远程医疗在我国已经进入广泛应用的时代。无论是在农村还是在城市,远程医疗既可以在一定程度上缓解我国人口分布与医疗服务提供不均衡问题,又可以减轻由于转诊及长途求医带来的医疗费用负担。目前,信息技术的快速发展对促进远程医疗及提高医疗服务质量提供了强有力的支撑。不断发展的传感技术、网络传输技术、数据处理技术、人工智能技术使远程医疗获得前所未有的发展契机。

远程医疗系统的内容比较丰富,主要包括传感器(信息采集)、智能远程机器人(执行设备)、终端(本地信息汇总)、信息系统(如专家系统、远程诊疗系统、数据分析系统、数据管理系统等)。

远程医疗在其发展初期主要通过电话线路实现医疗服务需求者与医疗服务提供者间的信息交流。电子技术的发展使医疗设备的信息化水平不断提高。通信技术的发展,特别是现代网络技术的发展,实现了医疗服务需求者和提供者间的信息数据与医疗设备等应用设备间的有机结合,使远程医疗更加信息化、智能化。近年来,作为实现远程医疗的基础,网络通信技术的发展主要表现为软件化趋势,包括 SDN 与网络虚拟化两个方面。

2.2 SDN

近年来,远程医疗应用的迅速发展产生了巨大的网络流量。基于 4G、5G 网络,大量的健康监护应用投入运营。各类监测设备(心电图、脑电图)及治疗设备(手术机器人)服务向远程医疗迁移,使远程医疗网络服务业务获得爆炸式的增长。这些业务需要庞大的有线、无线接入设备及各类网络资源与转发设备的支持。当前的远程医疗网络需要处理大量不同业务类型、不同服务需求的数据,同时需要有效管理处理这些数据的设备。远程医疗网络最基本的任务是要确保其上运行业务的可用性。此外,安全性、服务质量、用户体验等也需要网络的支持。

为了满足这些需求，链路带宽、各类设备不断增加，这不仅增加了成本，还使管理变得越来越困难。

远程医疗网络设计目标之一是要保证其上运行的应用系统的可用性。在传统设计模式下，网络设计更多地采用分层架构、分布式控制及简化运行模式，这可以保证远程医疗网络在复杂环境中具有更好的可存活性。由于在设计之初并没有把满足（也无法预见当前的）多种多样的应用对网络的弹性需求作为主要的网络服务目标，因此传统的分布式架构模式在远程医疗网络所承载的系统应用下已不能满足用户需求，实现可靠、高效的差异化服务。

为积极应对远程医疗网络应用带来的挑战，SDN 实现了网络资源动态化使用，增强了网络对差异化服务的支持能力。这使采用 SDN 架构的远程医疗网络可以快速响应用户的请求，服务可以更快、更容易地部署在互联网中，并且成本更加低廉。

2.2.1　体系架构

SDN 可以使远程医疗网络拥有经典分布式网络架构不具备的特性，主要在于其将网络控制抽象为一个逻辑集中的实体（控制器），并基于此提供了可编程性，从而使其拥有广泛的灵活性与敏捷性。在 SDN 架构中，网络的控制层与底层的技术架构平面实现功能上的分离，两个平面间通过一个协议交换状态信息和命令信息。基于 SDN 架构可以实现网络动态优化及对网络应用的快速反应，不需要人工介入，配置现有的设备或购买新的硬件。在 SDN 架构中，传统网络设备的控制功能从底层设施中剥离出来，上升到网络控制层。因此，交换设备（路由设备）只需要负责数据的递送，不行使交换控制决策功能。

网络智能（交换决策）统一到网络控制层，这一实体通常称为控制器。它拥有整个网络状态信息，具有全网视图，可通过协议实现对数据层设备（主要是互相连接在一起的交换设备和路由设备）的交互控制。交换设备和基于网络运行的应用程序可以通过控制器进行实时信息交互。这使其在需要时可以自我重新配置，从而可以在单一网络实现逻辑网络拓扑。

在控制层与底层基础设施层之间负责信息交互的协议有很多，其中广为人知且得到众多设备厂商支持的协议是由开放网络基金会（Open Networking Foundation，ONF）所定义并维护的 OpenFlow。OpenFlow 协议定义了 SDN 控制器和 SDN 交换机间的接口。通过 OpenFlow 协议，SDN 控制器可以发出指令到 SDN 交换机，指示其如何处理传入的数据包。

OpenFlow 协议在出现初期，发展很快，推出了多个版本，影响最广泛的是 V1.0 与 V1.3 版本。基于 OpenFlow 协议，交换机可实现可编程，主要包括根据传入数据包头部字段，在网络入口处对数据包识别分类，对传入数据包进行转发（将数据包推送到交换机出口或者控制器）、丢弃、修改等处理。

各类指令通过 OpenFlow 协议从控制器下发到交换机，每条单独的指令包括匹配字段集（Rule）、指令动作列表（Action）和统计状态集合（Stats）。交换机收到来自控制器的指令后将其存入本地流表中。当数据包到达交换机后，与存储在交换机中流表的流表项进行配备，若匹配成功，则执行流表项中的指定动作。一个数据包可能被流表中存储的多条流表项包含的指令处理。

SDN 架构是一个抽象的网络架构，由以下三层组成。

（1）由众多互连交换设备（虚拟/物理交换机）构成的基础设施层。

（2）逻辑集中的控制层（一个或多个控制器组成）。

（3）一个或多个应用层组成的应用层。

一方面，支持 OpenFlow 协议的控制器维护其与基础设施层中交换机的 OpenFlow 协议通信通道（南向接口）、被维护交换机的本地视图。另一方面，控制器向位于应用层中的应用程序提供 API（北向接口），供应用组件灵活地进行网络控制。北向接口所提供的 API 可以看作是网络抽象，允许 OpenFlow 应用程序读取网络状态，并指示网络执行各种任务。具体 SDN 网络架构大致由三层组成，即应用层、控制层、基础设施层，它们直接通过指定接口实现信息交互。

1）基础设施层

基础设施层由底层网络中各种互连的网络设备组成，其主要功能为转发传入网络中的数据流。它可以是云网中的虚拟交换机，也可以是数据中心的一组网络交换机/路由器。这一层将是一个具体的实体实现层，通过 SDN 控制层（控制器管理底层网络设备）对上层实现了网络设置上的虚拟化。

2）控制层

控制层位于整个架构的核心，控制器是网络控制智能逻辑的驻留地，网络管理与运维系统可通过控制层实现对网络基础设施层的可编程配置。目前，每个主要的网络设备供应商都推出了自己的控制器产品，一些开源项目也得到主要供应商的支持。在控制层，需要在控制器中编写实现众多业务的逻辑软件，以获取、维护不同类型的网络状态信息、网络拓扑细节及网络动态流量统计细节等。

控制器需要直接管理网络设备，因此它必须实现具体的网络用例相关的控制逻辑，如流交换、接入控制、VPN 等。这些用例可以在一些网络供应商的开放源码社区中获取。这些用例将它们的 API（通常是基于 REST 的）公开给应用层，使网络管理员可以轻松地使用 SDN 控制器上的软件用例来配置、管理和监视底层网络。

3）应用层

应用层是一个对用户开放的区域。用户利用控制器提供的 API，可以获取关于网络拓扑、网络状态、网络统计等信息来开发尽可能多的新型应用程序，同时通过控制器配置管理底层的网络设备。用户可以开发各类应用程序，如网络自动化配置和管理、网络监控、网络故障排除、网络安全策略相关的应用程序等。基于 SDN 的应用程序可以为具体的业务提供解决方案。

4）南、北向接口

控制层作为架构的核心，向上为应用层提供服务，向下配置管理底层的网络设备。层与层之间的接口分别称为北向接口（与应用层之间）和南向接口（与基础设施层之间）。

北向接口：用于控制器与应用层的信息交互，应用层一般通过 REST API 实现对控制器提供服务的调用。

南向接口：用于控制器与基础设施层间的信息交互，常见的有 OpenFlow、NETCONF、OVSDB 等协议。

SDN 作为一种新兴的网络架构体系，虽然目前已得到广泛的应用，但是其演进仍在进行中。对于 SDN 整体的理解，不同组织与团体间存在差异，三层体系架构是目前已知且得到广泛支持的 SDN 体系结构描述。

2.2.2　OpenFlow 协议

回顾 SDN 的演进历史，OpenFlow 协议的出现无疑是一个里程碑。OpenFlow 协议作为实现控制平面与数据平面分离的关键，对 SDN 的发展起到推动作用。OpenFlow 协议由开放网络基金会发布并维护。在其推出后不断有新的版本推出，最新的版本号是 1.5.1。

OpenFlow 协议是一个实现控制器（控制平面）与交换机（数据平面）间信息交互的通信协议。通过 OpenFlow 协议，控制器可以获取网络状态信息，将做出的决策（规则）下发到底层的网络交换机，实现对底层网络设备的编程。要使用 OpenFlow 协议，控制器与交换机均需要对该协议加以支持。在对交换机的控制中，控制器通过 OpenFlow 协议将规则写入交换机的流表中，使交换机维护并执行这些流表中的规则。

交换机的流表中的每条记录称为一条流表项，其主要构成包括以下三部分。

（1）匹配字段：这些字段主要用于匹配输入交换机数据包的头部字段，可以根据需要设置，如源/目的 MAC 地址、源/目的 IP 地址、源/目的端口、协议类型等，在高版本的协议中增加了对自定义字段的支持。

（2）指令：定义了符合匹配字段数据包的处理。操作包括数据包的转发、丢弃、修改等。

（3）计数：定义了符合匹配字段数据包的统计方式与计数。

OpenFlow 协议用于建立控制器与交换机间信息交互的通道连接。通过连接，控制器可以发起通信来对交换机进行配置、管理、监视。按照 OpenFlow 协议，连接建立在 TCP 或者 TLS 之上。交换机发起连接到控制器默认端口号 6653，一旦连接建立，OpenFlow 协议的消息就可以通过 TCP/TLS 进行交互。

OpenFlow 定义控制器与交换机间信息交互的各种类型，包括连接、配置、查询统计、活动保持、异步事件、错误等。在交换机与控制器建立连接后，两个实体之间就会交换 OpenFlow HELLO 消息以协商 OpenFlow 版本，协商完成后，下一个通信将基于该版本进行（这是由于交换机与控制器支持的版本可能存在差异，因此需要协商一个统一的版本）。版本协议完毕，控制器首先发送 OpenFlow 特性请求消息，在响应消息中主要获取交换机的数据路径 ID，以确定交换机支持哪些特性。当需要对网络中的流进行处理时，控制器发送流条目到交换机的流表中，以配置交换机的行为。当需要获取统计信息时，控制指定的交换机发送相应的流统计信息、端口统计信息、分组统计信息等。要检查某个连接是否可用，可以从控制器或交换机发送请求和回复消息。控制器通过使用 OpenFlow 协议来配置和管理底层网络设备。OpenFlow 协议在实现控制平面与数据平面的分离中起到重要作用。

2.2.3　软件定义广域网

软件定义广域网（SD-WAN）从基础硬件设施中抽象出来，是一个叠加的虚拟网络。基于 SD-WAN 可以便捷管理远程终端，快速增设网络终端，是实现网络区域远距离覆盖的 SDN 应用。

通过 SD-WAN 可以将远端分支连接到中枢，因为它是从基础硬件设施抽象而来的，与典型广域网相比，灵活性与可用性显著提高。其核心主要包括四部分：抽象的边缘接入、集中的网络管理、弹性的流量管理和显性的指令管理。

在 SD-WAN 抽象的体系架构中，基于 SDN 架构，网络分为控制平面与转发平面两部分。SDN 架构中将控制平面上移到一个集中（物理/逻辑）的位置，如组织的总部，这样网络就可以实现远程管理，而不需要部署专业 IT 人员到各处。

构成 SD-WAN 虚拟网络的三个主要组件为边缘接入、控制器和协调器。

SD-WAN 边缘接入设置在网络终端所处位置，可以是分支机构、远程数据中心或者云平台。SD-WAN 协调器是虚拟化网络管理器，监控网络并提供网络运维人员设置策略与协议的接口。SD-WAN 控制器实施网络的集中化管理，通过控制器可以获得全网视图，下达网络管理配置控制指令，协助协调器设置要执行的策略。

建设 SD-WAN 主要可以采取的三种架构分别是本地架构、基于云的架构、云混合主干架构。在本地架构中，SD-WAN 基础硬件设施部署在组织内部，组织可以直接访问和管理网络及其拥有的硬件设施，不需要使用基于云进行的连接。此时，网络信息在内部链路中传递，不需要通过互联网来发送敏感信息，是对信息安全性要求较高的应用的最佳选择。

基于云的架构中，SD-WAN 的终端连接到部署在云中的虚拟网关，这使网络建设更加灵活、便捷，接入更加容易设置。云同时为应用提供了更好的集成性等性能。

云混合主干架构是上述两种架构的组合应用，通过云为主干提供额外的备份，允许流在公共连接与私有连接间转换。转移到私有连接可以获得更高的安全性，公共连接则提供了更好的流传递性。

在虚拟化的 SD-WAN 体系架构中不需要特定的硬件来实现特定的网络功能，基础设施是由商用现货（Commercial Off the Shelf，COTS）设备（也被称为白盒子）组成的。某些类型的商用现货设备，如通用客户端设备（Universal Customer Premise Equipment，uCPE）可以承载各种网络功能。这简化了网络边缘或组织总部的网络管理。

采用 SD-WAN 架构进行组网的企业或组织可以根据自己的需要进行灵活的网络部署。一方面，企业或组织可以自己购置所需网络设备和设施，自己全权负责网络运营和维护。另一方面，企业或组织也可以使用网络服务提供商提供的托管服务，不必全面购置所需网络设备，而是使用网络服务提供商提供的网络设备，此时网络服务提供商对网络保持一定的控制与维护，并承担主要的网络管理责任。

根据 IDC 报告预测，全球 SD-WAN 市场预计在 2023 年膨胀到 52.5 亿美元。这主要得益于 SD-WAN 实现了以下内容。①以更低的成本增加带宽，因为网络流量可以基于应用特点配置最佳速度和优先级。②通过简单管理控制台实现了跨分支网络集中管理，减少了手动配置和现场 IT 人员的需求。③网络可见性好，实现了可视化全网视图，便于网络管理维护。④设备基于 COTS 硬件，具有更广泛的供应商群体，有助于降低成本投资。⑤实现了私有连接和公共连接的灵活便捷使用。

如今，SD-WAN 应用范围不断扩大，相关研究不断发展，这对其在远程医疗网络中的应用起到良好的促进作用。

2.3　网络虚拟化

网络虚拟化正在改变着当前应用网络的构建部署与运维方式。通过基本电信/云服务提供商提供的基础架构设备，企业或组织可以将由物理硬件设备承担的网络功能分散部署在云和托管的数据中心服务器来构建自己的网络，不仅实现了网络部署的灵活性，而且使组建网络的投资风险与成本降低。

网络虚拟化实现了创建虚拟逻辑网络与底层网络基础硬件设施的解耦，这使网络可以更好地满足日益发展的软件化网络的发展趋势，更好地适应虚拟化环境。虚拟化技术的发展使企业或组织越来越倾向于采用这项技术。在网络虚拟化中，传统上基于硬件实现的网络连接和服务被抽象为多个逻辑上的虚拟网络，每个逻辑虚拟网络及其网络监控管理程序与其上创建的物理网络解耦，并在其上独立运行。

网络虚拟化不仅实现了位于底层的设备（交换机/路由器），还实现了更高层的网络设施功能，如网络防火墙、负载均衡等。网络虚拟化技术的运用帮助其拥有者在不需要接触底层物理网络基础设施的情况下，按照集中规划提供网络，解决许多传统网络中遇到的问题。

使用网络虚拟化技术，企业或组织可以根据实际发展需要、网络负载情况，灵活调整（扩展/缩小、增/减）网络设施与资源。同时，通过虚拟化，企业或组织可以敏捷获取、高效利用、计算和存储资源。网络虚拟化的发展已经有一定的历史，随着软件化网络的兴起，网络虚拟化也获得越来越多的关注。

虚拟化是在软件中模拟硬件平台（如服务器、存储设备或网络资源）的能力。其所有功能实现都与硬件分离，同时这些功能能够像传统的硬件一样进行操作。这些功能的实现不需要特定的硬件设备支持，通常其可以在 COTS 硬件平台中实现。单个硬件平台可以用于支持多个虚拟设备或机器，这些设备或机器很容易根据需要增减。因此，网络虚拟化的解决方案通常比传统基于硬件的解决方案在可移植性、可伸缩性和成本效益方面更有优势。

在网络虚拟化中，虚拟化基于硬件和软件网络资源（交换机/路由器）通过软件建立其独立运作的网络逻辑视图。底层物理网络只负责数据包的递送，而软件化的虚拟网络提供智能化的网络抽象，这使其部署和管理网络服务变得更加容易。同时，网络虚拟化可以更好地支持虚拟化环境。

当前流行的方法是使用网络虚拟化在物理硬件上创建叠加网络。为了降低成本，通常使用白盒交换机。白盒化使网络不再依赖专有的网络设备，减少网络成本开支。网络虚拟化通过建立叠加网络提供所需高级网络的功能和特性，从而进一步减少费用。

网络虚拟化可以用于在虚拟化的基础设施上创建虚拟网络。这样使基础设施可以满足支持多个网络同时运行的复杂要求。通过对网络进行虚拟化，可以在真正独立于其他网络资源的虚拟环境中创建虚拟网络。网络虚拟化的关键点包括以下内容。

（1）解耦：软件和硬件的解耦使专有功能设备可以被通用硬件设备代替。

（2）白盒化：使用基于 COTS 的基础设施以降低资本支出，设备功能实现灵活、统一。

（3）智能化：基于网络策略的智能软件提升现有物理硬件的智能。

（4）多租户：支持多用户环境，资源利用最大化。

2.3.1　网络虚拟化类型

虚拟网络中的虚拟设备模拟实现传统网络硬件设备功能。当网络虚拟化建立起基于软件的网络视图后，硬件设备就只负责转发数据包，而虚拟网络则负责部署和管理网络服务。软件虚拟化则可创建叠加覆盖（运行在物理网络之上的抽象逻辑网络）。网络虚拟化可分为内部与外部虚拟化两种类型。

（1）内部虚拟化：使用软件容器来复制单个网络的功能。

（2）外部虚拟化：将多个本地网络组合成一个"虚拟"网络，以提高网络效率。

2.3.2　网络虚拟化优势

类似虚拟机实现，网络虚拟化有助于物理网络资源的共享，在物理网络上构建多个逻辑独立运行的虚拟网络。这些网络可以采用独有的定制化网络机构以运行指定的网络协议和不同的网络应用。

在网络虚拟化环境下，基础设施与服务提供商（传统的 ISP 及云服务提供商）管理基础设施与设备供多个用户使用。共享设备构成资源池，用户构建自己的网络时按需租赁资源，部署网络功能。因此，每一个虚拟网络本质上都是基于共享物理网络划分的一份资源片。

网络虚拟化是将硬件（如交换机和路由器）和软件网络资源组合成一个单一的基于软件的管理实体（称为虚拟网络），从而将管理平面与控制平面分离。网络虚拟化可以提高网络管理的可编程性，许多需要手动进行的网络管理任务可以通过应用软件自动化处理，这使网络扩展更加便捷。网络虚拟化支持单一硬件平台上运行多个虚拟设备，并且虚拟设备可以根据需要进行部署，在提高灵活性的同时降低成本支出。网络虚拟化有以下作用。

（1）提高 IT 生产力。网络虚拟化可以降低购买和维护硬件的成本，这对拥有众多网络设施的企业更加重要。网络应用的多样化及快速增加使这些企业的网络维护工作量经常处于超负荷状态。网络流量的增加，对管理提出的挑战也可以通过网络虚拟化缓解。

（2）提升网络安全性和降低断网恢复时间。网络虚拟化提升了网络的可视性。网络管理可以通过可编程性加强对网络流的监控，在攻击者对网络发起攻击时，可以快速地给出反应。网络切片化，孤立了单一虚拟网络遭受的攻击。此外，网络虚拟化软件可以减少甚至消除由硬件故障造成的宕机，在出现故障时缩减恢复时间。传统网络硬件的故障恢复需要许多耗时的步骤，包括更改系统的 IP 地址和更新防火墙，而网络虚拟化消除了这些步骤。

（3）加快应用交付。在没有网络虚拟化的情况下，网络应用交付是一个时间密集型的手工过程。因此，每当应用程序需要更改网络时，其部署时间就会增加。此外，手动部署失败的风险较大。由于网络虚拟化实现了自动化网络配置，因此可以将应用程序部署时间从几周缩短到几分钟。减少部署时间可以加快新应用的发布与更新。

网络虚拟化在远程医疗网络中的应用不仅可以降低远程医疗网络的投资与运营成本，同时对新业务给予良好支持，使其在支持业务不断丰富、快速发展的远程医疗网络中扮演重要角色。

2.4　小结

网络虚拟化和 SDN 的结合加快了软件化网络进程，是解决目前远程医疗网络面临的问题（业务多样化、网络可扩展性）的有效途径。SDN 网络架构实现了传统网络设备中网络控制功能与数据转发功能的分离。网络控制功能逻辑集中到控制器，并由其实现对整个底层网络的管理，底层网络设备则只需要完成数据转发即可。与分布式网络不同，在 SDN 中网络管理者拥有一个全面的网络视图，实现了网络集中控制管理。网络虚拟化技术的出现使在不改变底层物理网络架构的前提下，实现多个逻辑独立的虚拟网络共享物理网络资源。SDN 与网络虚拟化的组合，可以实现远程医疗网络资源按需调配，能够有效灵活地实现组网，更好地满足多种业务需求，加速新兴业务的创新。

第 3 章

现有的数据传输技术

3.1　路由方式

3.1.1　逐跳路由与源路由

为改变传统网络架构展示出来的僵化及难以管理与对创新业务的支持，SDN 得到广泛的接纳与部署。为更好支持网络创新，SDN 网络架构下将控制与转发分离，将控制功能逻辑集中在控制器。网络中控制策略统一由控制器来加以实现，路由的计算、流表项的生成及流表的维护统一由控制器实现。数据转发功能则由交换设备实现。

在 SDN 中，控制器是整个网络的中枢，其负责的功能可以通过设计相对应的软件程序实现。基于不同的路由策略可以设计不同的路由算法，编写不同的程序，并通过运行这些程序来调整网络中数据分组的转发。

SDN 是一种新型的网络架构，基于 SDN 构建的网络系统承担着传统网络一样的功能。与传统分布式网络不同的是，运行路由算法的程序从分布在网络的交换设备中提升到逻辑集中的控制器。现有的运行在 SDN 控制器的路由算法延续了传统路由技术，如工作在数据链路层的基于 MAC 地址的交换技术、拥塞控制策略路由、基于 QoS 需求的路由、基于流量整形的路由等。虽然这些路由算法都是基于分布式控制网络实现的，但由于路由算法追求的目标与集中控制网络相同，只要将其部署从交换设备提升到控制器并做相应修改仍可以应用到 SDN 集中管理模式中。

当前网络互联的核心协议是 TCP/IP。在 TCP/IP 体系架构中，网络层负责网与网之间的数据转发与传递，数据链路层负责同一网络中的数据帧的递送。为了完成网络层数据分组转发，需要先完成路由路径的发现与选择。在路由路径选择完成后，将完成对部署在交换设备节点转发表的设置，进而当交换设备接收到数据分组后，对数据分组的头部进行分析，然后就路由表信息来确定该数据分组的下一跳节点的地址，并将数据分组转发到该节点。此种转发模式通常被称为逐跳转发路由模式。在逐跳转发路由模式中，分布在各交换节点的路由表扮演着十分重要的角色。在选择路径时需要执行路由算法，而路由算法进行路径选择的依据来自对网络状态信息的分析与计算。基于网络拓扑状态的 Dijkstra 算法、Floyd算法等计算最佳路径。该算法执行的基础是通过所有路由设备之间的信息交互，使每个路由设备能够掌握整个网络的拓扑信息，并计算出路由。

近年来，SDN 网络架构发展迅速，为满足各类特殊网络应用的需求，在传统路由算法的基础上，提出了各种改进方案。在小规模网络中，采用单一的 SDN控制器，最短路径路由算法和 K-Shortest Paths 算法是主流。对于大规模网络，减轻逻辑集中的控制器的负载、实现快速网络反映的智能路由算法和分布式路由算法被采用。

在 SDN 架构中，网络交换设备仅仅保留简单的数据包处理功能，路由决策等智能决策部分上移到逻辑集中的控制器，因此控制器需要将智能决策产生的流表按要求分发到网络部署的交换设备的转发流表中，即需要大量的控制数据包从控制器递送到交换设备。在网络重负载下，这种集中控制机制使控制成本增加，反应速度弱于本地决策。为了缓解这一状况，在网络设计中将部分决策功能重新采用分布式部署方式。同时，源路由作为一种特定的数据包自带路径模式可以缓解网络重负载模式下需要下发大量流表的状况。源路由是一种经典的路由模式，与网络交换节点仅依据数据分组中封装的目的地址决定其下一步转发行为不同，数据发送者将指定的路由节点信息封装在每一个数据分组中，指定数据分组通过网络的路由。因此，源路由也被称为路径寻址。源路由模式包括两种不同的类型，即松散的和严格的。①在松散源路由中，数据分组必须通过列出的特定网络节点。

②在严格源路由中，发送方指定每一步跳转的网络节点。源路由清晰地列出传输轨迹有一些有利的用途，如故障点确定、建立特定广播目标传播等，同时可被攻击者利用进行 Smurf 攻击或相关攻击。

3.1.2　单一路径路由传输与多路径传输

在网络研究领域，路由算法一直是一个重要的研究方面。SDN 网络架构拥有优越的可编程性、集中处理方式，为网络创新应用提供了良好的支持。SDN 提供的灵活路由算法，如用于提升数据中心间远程数据传输的流量调度，可增加链路的效率；用于数据中心内部转发提升网络吞吐量。

传统的单一路径路由算法分配路径，容易造成热门链路分配过多的流，形成传输瓶颈，造成网络拥塞。为了缓解这一状况，各种基于网络状态的多路径路由算法被提出，如基于检测网络状态提出的 OpenFlow 协议多路径传输（OpenFlow based Multipath Transmission，OFMT）算法，基于周期性轮询网络状态的动态流调度转换路径方法，可缓解部分链路拥塞，提高网络整体资源的利用率。

网络中传递的数据流按照数据量不同可以分为大流和小流，其中大流所占比例较少，约为 10%～15%，其余是小流。不同流的网络传输性能不同，如吞吐量、延迟、抖动等。在进行流路径选择的路由算法设计时，区分大流、小流及具体流对传输性能的差异可以获得更高的网络传输效果。例如，软件定义混合路由（Software-defined Hybrid Routing，SHR）算法和软件定义分类路由（Software-defined Classified Routing，SCR）算法依据流传递截止时间及等待队列长度为大流选路，而对小流则依据带宽计算概率随机选路。两种算法为大、小流提供不同选路策略，有利于满足其不同的传输性能需求。但是，这两种算法的链路利用率不高。基于链路实时状态和流量特性的多路径路由算法，利用链路剩余带宽和哈希运算为大流选路，对于小流则选择剩余带宽最大的路径。虽然该算法可在一定程度上弥补一些不足，但是仅依据链路剩余带宽为延迟敏感的小流选路，很可能所选路径延迟较大，导致小流传输性能不理想。在远程数据传输中，Google 公司首先将 SDN 应用在数据中心间的数据流调度，从其发表的报告中可以看出已取得显著效果。

3.1.3 多路径模型

多路径路由传输方案具有提升网络传输可靠性、安全性、吞吐量等优点。使用多条路径为一个通信对传输数据时，其传输带宽为各传输路径带宽的聚合。当一条路径出现故障时，其上的流量可以重新分配到通信对间的其他可用路径，使网络传输可靠性提高。但是，网络中的不同链路组成的不同路径间在延迟、带宽、可靠性等方面存在差异，若路径间的差异较大时，这种差异性将会给数据传输带来挑战。为更好研究多路径传输，本节对多路径集合的特性进行划分并分析。

网络由网络节点和连接这些节点的链路组成，为了提高网络可靠性及带宽，通常在两个节点间存在多条路径，路由算法的基本功能之一就是找到合适的路径并在这些路径上递送数据。多路径路由基于源与目的节点存在的多条路径实现数据传输，这些用于同一源与目的间数据传输的路径根据是否存在相交的节点、链路可以大致分为节点不相交多路径、链路不相交多路径及相交多路径三种。

（1）相交多路径。相交多路径是指网络通信对 $\langle S, D \rangle$ 两条或两条以上的路径间存在共同链路。若路径间存在过多共同节点和链路，则其关联度较大，一旦这些共同点和链路出现性能变化将对所有相关的路径产生影响。

（2）链路不相交多路径。链路不相交多路径是指网络通信对 $\langle S, D \rangle$ 任意两条路径间没有共同链路。对于链路不相交多路径，其任意一条链路出现的性能变化时，将不会对多条路径性能产生影响。但是，链路不相交多路径可能存在相同的节点，当这些共同节点的性能产生变化时，同样会影响关联的路径。

（3）节点不相交多路径。节点不相交多路径是指网络通信对 $\langle S, D \rangle$ 除节点 S 和 D 外，任意两条路径间均不存在共同节点。对于节点不相交多路径，单一路径的链路和节点性能变化不会对多条路径性能产生影响，因此可以充分利用各路径来提升通信对的传输带宽、延迟、可靠性和安全性。

定义 3.1：设 $\langle S,D \rangle$ 是网络 $G = (V,E)$ 中的一个通信对端点，V 是网络中顶点的集合，E 是网络中连接两个顶点的链路的集合，$P^{S,D} = \left\{ p_1^{S,D}, p_2^{S,D}, \cdots, p_n^{S,D} \right\}$ 是网络中 $\langle S,D \rangle$ 通信对间的 n 条路径，每条路径是一个节点与链路的序列集合。

设 $p_i^{S,D}, p_j^{S,D} \in P^{S,D}$，$i \neq j$，$p_i^{S,D} \cap p_j^{S,D} = \left\{ V_{i,j}, E_{i,j} \right\}$。若 $V_{i,j} = \{S, D\}$，称 $P^{S,D}$ 为 $\langle S,D \rangle$ 的节点不相交多路径集合；若 $E_{i,j} = \varnothing$，称 $P^{S,D}$ 为 $\langle S,D \rangle$ 的链路不相交多路径集合。

3.2　远程医疗系统网络安全防护

3.2.1　安全测度标准

动态多路径数据传输研究中的四个基本概念为动态路径、动态路径防御、攻击面和攻击面变换。攻击面对研究动态多路径数据传输的安全性非常重要。准确的分析与定义攻击面是针对动态多路径数据传输安全的基本内容之一。事实上，攻击面的概念很早就在信息安全研究中被提出。在软件的研发过程中，攻击面是判定软件系统安全性的一项重要指标。在移动目标防御研究中，持续不断变换攻击面是实现安全传输的重要方式。在一些关于移动目标防御的研究中，博弈论或攻击图理论被引入类分析判断最优的攻击面变换选择方法，已实现系统整体安全防御性能的提升。

本书中，动态路径指的是可在多个维度（时间、空间、时间和空间等）上变化的通信对间传输路径，实现在通信中降低攻击者优势，同时增加数据传输弹性的目的。对于动态路径，当前尚不存在明确的定义，其目标是通过持续变换路径呈现在攻击者面前的攻击面，从而有效增加攻击者想要探测路径脆弱性的代价。引入动态路径，我们期望创建、分析、评估和部署多样化的随时间持续变化的路由机制和策略，以增加攻击者实施攻击的复杂度和成本，降低数据传输脆弱性曝光和被攻击的概率，提高系统的弹性。

实际上，动态路径路由技术是通过降低数据传输路径确定性、静态性和同构性，以及增加攻击复杂度，防护一个流传输，通常的实现方式是通过变换交换设备流表配置（广义上的配置包括转发端口、地址信息、协议信息等），缩短数据传输中某一路径的属性信息或者有效期，使攻击者没有足够的时间对路径中的元素进行探测和针对性利用开发，同时可降低其已收集信息的有效性，使探测到的信息在攻击期间变得无效。通过这种方式，动态路径技术不仅可增加攻击者收集信息所需付出的代价和复杂性、降低数据传输被成功攻击的概率，也可保证流传输途径的网络即便带有明显脆弱性和后门仍可"带菌"正常运行，同时具有较高的抗攻击能力。

实际上，在将动态多路径数据传输应用于网络通信安全中，其有关数据传输攻击面的定义采用了部分移动目标防御中的定义。这里，攻击面可以是被攻击者用来实施攻击数据传输的资源子集，包括方法（Method）、通道（Channel）和数据项（Data Item），可以是暴露在攻击者面前的系统资源（如交换设备上的软件、设备间的通信端口及各组件的脆弱点），可以是已被侵害的可用来进入数据传输的网络资源，还可以是数据传输外显的可能会被攻击者用于攻击的脆弱性集合。

虽然在关于移动目标防御的大量研究中，给出了攻击面的概念，但其针对性及精确性在动态路径中有所缺失。因此，本书将对数据传输中攻击面的特征加以刻画，以更好地描述动态路径传输过程。

为更好表述动态路径变换，本书将路径变换的概念定义如下。

定义 3.2：给定一个流 f 在传输网络 N 中进行传递，f 的路由选择的旧路径标记为 P_0，新选择的路径标记为 P_n，若网络中存在一个交换设备（网络节点）s，满足下面条件之一，则说明 f 的传递路径发生了变换。

（1）s 属于 P_0 但不属于 P_n。

（2）s 既属于 P_0 也属于 P_n，但是 s 在 P_0 中的作用大于在 P_n 中的作用。

该定义认为路径变换要么通过更换交换节点来实现，要么通过改变某一交换节点的作用来实现，但要对交换节点在攻击面中的作用进行量化并不容易。

通过已有研究，本书认为流在网络传输中的特性可由多个参数加以表征，其中每一个参数对应一个值域。流 f 经历路径变换则意味着流中数据分组在传输中至少有某一个参数发生了变化。为便于描述，本书将一个流传输中可能受到攻击或被用来进行攻击的参数集合定义为流的攻击面，它由路径属性集合、网络节点的脆弱性（包含软件脆弱性和硬件脆弱性）、IP 地址、端口号共同组成。我们将 IP 地址作为攻击面的一部分来考虑，是因为其是攻击者探测并分析脆弱性的一个重要方面，并依据 IP 地址探测结论来发起一个新的攻击。

定义 3.3： 攻击面参数表示可被攻击者利用发起攻击的系统配置漏洞或属性，既包括系统的软硬件配置属性漏洞，如缓冲区溢出漏洞，也包括可被攻击者利用的网络属性，如 IP 地址、服务端口号等。

一个系统在任意一种系统配置下都具有多个攻击面参数，可记为 $P=\{p_i\,|\,1\leqslant i\leqslant n,\ n\in N,\ N$ 为自然数集合$\}$，且每个参数 p_i 都对应一个值域 $u_i=\{u_{i1},u_{i2},\cdots,u_{is}\}$，$s\in N$ 且 $1\leqslant s$。对于配置属性漏洞类攻击面参数，其值域为 $\{0,1\}$，其中当值为 0 时表示当前配置不包含该攻击面参数，当值为 1 时表示当前配置包含该攻击面参数。此时，应考虑将系统配置变换为防御者所提供的其他不包含该攻击面的参数，但是能够提供同一功能的硬件/软件实现（或操作系统），使其值变为 0。对于网络属性类攻击面参数，如 IP 地址，其值域则为防御者所提供的可用地址个数。

定义 3.4： 在任一时刻，系统的攻击面由攻击面参数集合及该集合中各参数的具体取值共同确定。

将时刻 t 的系统攻击面记为 $AS_t=\{P_t,V_t\}$，其中 $P_t=\{p_{1t},p_{2t},\cdots,p_{kt}\}$（$k\in N$），表示时刻 t 的攻击面参数集合，p_{it}（$1\leqslant i\leqslant k$）则是指时刻 t 的某一特定攻击面参数（与定义 3.3 中的 p_i 相对应），其值域为 U_i；$V_t=\{v_{1t},v_{2t},\cdots,v_{kt}\}$，并且 $v_{it}\in U_i$，表示参数 p_{it} 在时刻 t 的具体取值。

系统攻击面具有以下两个特征。

（1）不同的系统配置可能存在相同的攻击面参数。即使存在，同一个攻击面参数在不同系统配置下的值域也不一定相等。

（2）在移动目标防御背景下，系统的攻击面参数集合或某一攻击面参数的值会随着时间发生改变，即令 $t_2 = t_1 + \delta$ ，其中 δ （ $\delta > 0$ ）为防御者所定义的时间间隔值，可为定值，也可为变值。考虑以下两个不等式，必然有 $Vt_1 \neq Vt_2$ ；不论下列哪一个条件成立，都会导致 $ASt_1 \neq ASt_2$ ，即系统攻击面随时间持续变化。

① $Pt_1 \neq Pt_2$ 。

② $Pt_1 = Pt_2$ 且 $v_{it1} \neq v_{it2}$ 。

结合这个攻击面定义，攻击面变换可通过以下两种方式实现。

（1）改变 Pt ，即通过更改系统配置更换攻击面参数，使 $Pt_1 \neq Pt_2$ （ Pt_1 表示当前攻击面参数集合， Pt_2 表示配置更改后的攻击面参数集合），这与定义 3.4 中条件①类似。

（2）改变 Vt ，即选定某一攻击面参数 p_{it} （假设其当前值为 v_{ia} ， $v_{ia} \in U_i$ ），为其赋予一个新值 v_{ib} ， $v_{ib} \in U_i$ 且 $v_{ib} \neq v_{ia}$ ，或同时选定多个不同攻击面参数 $p_{it}, p_{jt}, \cdots$ ，在其各自的值域 $U_i, U_j, \cdots$ 中选择一个不同于当前值的新值赋予该参数，使 $Vt_1 \neq Vt_2$ （ Vt_1 表示当前各攻击面参数的取值集合， Vt_2 表示对某一攻击面参数进行取值变化后的各攻击面参数的取值集合）。

3.2.2　远程医疗网络面对的主要攻击类型

动态多路径传输技术通过动态改变一个流的网络传输特性来复杂化网络攻击者面对的攻击对象。换句话说，它以路由路径配置作为可变量，可修改的参数包括路由中的链路、设备等配置信息。路由设备特性包括其硬件配置（如处理器、ASIC 芯片、内存等）和软件配置（如指令集体系结构、堆栈方向、调用规范、内核版本、系统发行版本、虚拟交换实例等）。同时，软件变换技术可使得同一款软件产生多个软件变体，并可以在软件运行时在多个变态间进行动态切换。路由设备通常也可部署多个实例，从而使得每一个路由路径可根据所选定特性进行配置，同一路由路径也可以拥有多个不同配置。然后，这多个实例会在一个策略的（包括 HOW 和 WHEN）指导之下进行动态变换。随着远程医疗事业的不断发展，承载其的网络应用多样化，网络形态复杂化，这使仅使用传统的网络防御方法难以面对日益严重的网络攻击威胁。将移动目标防御引入远程医疗网络则可以有效帮助其加强对网络攻击的防御。

远程医疗网络面对的主要攻击有以下几种。

1. 网络窃听攻击

网络窃听是指隐秘获取通信终端间的交互信息,这是一种古老的网络攻击方式。如果只是单纯地窃取一些感兴趣的网络信息,那么对网络整体的运行影响不大。然而,如果一个恶意的攻击者偷偷干扰关键的通信,并以此获取利益,那么将给网络空间带来危害,这被称为网络窃听攻击。

网络窃听攻击也被称为窥探攻击,是指通过计算机、智能手机或其他连接设备在网络上传输的信息被盗窃。下面通过一个例子来进行说明。远程医疗终端通过开放的网络连接接入网络,并将一些重要的业务信息发送到远端的协同系统或者终端。信息在开放网络上传输,网络窃听攻击者可以悄悄地侵入网络,并偷偷复制通信流所承载的信息。现在,为了防止网络窃听攻击,远程医疗终端可以选择通过 VPN 连接,这比开放网络相对安全。但并不是一个完全有效的方法(特别是当你不知道你的 VPN 安全性如何时)来对抗网络窃听攻击。

网络窃听攻击者可在网络路径中放置一个软件或网络嗅探器,用于监视、记录和收集所有关键的业务信息。网络窃听攻击通常隐蔽性高,因此很难知道它们正在发生。一旦连接上网络,终端可能会不自觉地向攻击者提供敏感信息——账号、密码、病历、个人信息内容等。

在网络窃听攻击中,攻击者经常可以选择从网络中的薄弱环节入手,如针对弱强度的密码,这些密码由于构成过于简单,很容易被破解。如果不注意密码的设置与更新,你就是在为攻击者获取机密通信敞开大门。一旦攻击者掌握接入密码,就可以轻松地接入网络,窃取有价值的商业信息。

目前,远程医疗终端接入网络存在多样性与复杂性,如果接入一个不符合安全标准的网络,很容易受到网络窃听攻击。在一些网络接入中,访问网络甚至不需要密码,传输信息的加密机制老旧,这成为攻击者进行窃听攻击的"乐土"。

那么，网络窃听攻击对远程医疗网络的影响主要表现在哪些方面呢？

随着远程医疗的普及，一些应用被安装在通用的系统终端中。对于这种情况，攻击者开发无害的医疗应用程序，并让下载平台对其进行审查。经过审查后，这些应用程序被修改为恶意程序。这些应用可以在关闭时长时间停顿，让用户以为应用已经完全关闭，但在应用长时间停顿这段时间，驻留应用中的恶意程序侵入网络，捕捉并传递关键敏感信息给攻击者。终端成为网络窃听攻击的驻留地后，会产生以下后果。

（1）隐私丧失。个人的医疗信息无疑是机密信息，如果这些信息被公之于众，就会让病患遭受压力。在进行网络窃听攻击时，攻击者会收集医疗信息系统内部交换的重要医疗信息，侵犯病患的隐私。

（2）身份被盗。假设远程医疗用户准备访问远程医疗系统，攻击者可以获取他的登录信息，并利用这些信息获取其访问的资料，从而访问远程医疗系统并窃取所有的重要信息。

（3）财务损失。一旦网络窃听攻击者掌握重要的病患信息、重要的数据库或关键应用的密码，就可以通过暴露数据或出售给竞争对手来获利，使被攻击的远程医疗组织受损。不可否认，网络窃听攻击会对远程医疗系统造成严重影响，所以必须要针对网络窃听攻击实施有效的防御。

如何有效地防御网络窃听攻击呢？

（1）加强加密强度。加密是典型的防御网络窃听攻击方法。如果攻击者设法在终端通信时介入，读取了正在交互的数据，但这些数据是通过加长密钥（如256位）加密的，那么这些数据暂时是安全的。

（2）安全的数据传输意识。对系统使用者进行不定期的网络培训或给予通告十分重要。如果网络窃听攻击在用户不知情的情况下发生，用户使用的整个系统将置于危险之中。因此，用户在下载应用程序、软件或通过安全性弱的网络连接前，应对网络窃听攻击有足够的了解。

（3）网络分割。将整个网络分为若干个网络分片，这样就可以将不同应用按照设定的规则接入不同的网络分片中。网络划分有助于核心应用减轻网络流量，提高安全性，并防止不必要的连接。

远程医疗系统将医疗建立在一个数字化数据互联的世界中，使用户可以随时随地、毫不费力地享受医疗服务。远程医疗系统在网络中交换的信息重要且敏感。因此，需要特别警惕恶意的窃听者，并采取有效的防御措施来确保信息到达了正确的用户终端，而不是被攻击者截取。

与加密强调被动防御、安全意识强调管理、网络分布强调分层不同，动态多路径数据传输是一种主动防御手段，对网络中未被发现的窃听行为有效，并且可以在窃听存在的场景下获取更高的安全数据传输。由于窃听的隐蔽特点，故主动防御显得更加重要。

2. 数据篡改与注入

数据是整个远程医疗系统的重要内容。我们不希望它被窃听，也不希望它被攻击者篡改。网络攻击每年都在大幅度增加。数据是远程医疗系统最重要的资产之一，防止数据被篡改是远程医疗组织关注的焦点问题。

数据的真实性是网络数据传输安全最重要的因素之一。因此，远程医疗网络建立有效防御机制以防范数据被篡改，并加强系统整体安全至关重要。目前，远程医疗系统已有针对这一安全问题的防御措施。

在提出数据篡改防御最佳方案之前，需要讨论数据篡改是如何给远程医疗系统带来危害的，以及为什么我们必须重视它。因为网络攻击常常涉及某种数据篡改。攻击者插入恶意文件，更改网络或系统的配置，修改用户凭证以访问敏感数据，或者篡改日志文件。

假设一下，如果一个攻击者入侵了远程医疗系统，修改了患者的信息，并隐匿了修改痕迹，那么需要多长时间，系统才会意识到患者的信息被篡改了？系统是否能够追踪到攻击者，保护受害患者？由于攻击者会利用这些敏感数据获利，甚至威胁到远程医疗业务的开展，因此数据篡改会对整个系统造成深远的、严重的后果。要避免数据被篡改造成的危害，最重要的两个步骤是快速检测数据是否被修改或篡改，并维护好与核心数据分离的数据备份（这样就不会被篡改）。显然，远程医疗系统必须保持警惕，保护系统数据不被篡改。

下面看一下防止数据被篡改的常用手段与方法。由于远程医疗系统需要处理大量的数据传输，因此针对不同的数据类型采用不同的方法防止数据被篡改是必要的。

（1）实施加密。未采取保护措施的数据，无论其处于存储状态还是传输过程，都容易受到数据篡改攻击。加密是保护数据免受篡改的有效方法之一。通过加密，数据从一种形式转换成另一种形式，这使未经过授权的用户无法从需要解密的数据中获取真实的信息。例如，在数据传输过程中，用户的信息通过加密，从一种公开的编码格式转换成一种加密格式，这种格式的数据如果不拥有对应的密钥就无法解码或读取。在传输过程中，攻击者可以将截获的数据分组，篡改后重新注入网络来达到修改信息的目的。如果攻击者不能有效读出数据，就无法以有意义的方式篡改加密的数据，盲目地篡改只会暴露其存在。目前，加密传输已得到广泛应用，常用的加密传输协议有 SSL、TLS、HTTPS、FTPS 等。

要想进一步加强数据加密的作用，可以通过动态多路径传输有效控制数据分组的泄露，从而提高数据传输的安全性。

（2）数据备份。由于网络存在拥塞、链路中断、交换设备掉线及传输信号差错等问题，当传输中的数据出现错误时，需要重新发送已正确完成的数据传输。这种数据冗余传输同样适用于传输中数据篡改的防御机制。当有多份相同的数据被传输时，接收方接收到数据后即可据此判定数据是否被篡改，进而根据判定结果获取真实的传输数据。

（3）完整性机制。基于哈希函数的消息身份验证码是签名消息身份验证码，由加密哈希函数和加密密钥组成。如果数据在传递过程中被篡改，利用消息身份验证码可以容易检测到，这样即可据此抛弃存在污染或篡改的数据。

消息身份验证码技术由一个共享密钥和一个散列函数组成。当两个或以上通信终端适用安全文件传输协议交换数据时，数据将通过设定的散列函数获取该消息的散列，然后使用共享密钥对其进行签名。共享密钥帮助交换方确保数据的真实性。

数据篡改是一种高危害性的网络安全问题,可能对远程医疗系统产生毁灭性的影响。虽然数据篡改的影响取决于被破坏数据的价值,但它更可能对远程医疗应用价值造成严重损害。综上所述,数据篡改预防可以包括简单的安全措施,如数据加密,还可以采用更加主动的方式来抵御,如动态多路径传输就是一种新兴的主动网络防御措施。

3. DoS 攻击

DoS 攻击是一种网络攻击,当合法的用户由于攻击者的存在而无法正常访问信息系统、设备或者其他网络资源时,就意味着可能受到了 DoS 攻击。在网络中,一方面,攻击者可通过向网络注入大量的流量,使终端设备无法提供正常功能,造成合法用户不能正常使用网络中的资源与设备。另一方面,DoS 攻击也可伪造大量的服务请求使目标服务无法响应或崩溃,阻止合法用户访问,从而实现拒绝服务状态。当远程医疗系统的资源和服务无法访问时,DoS 攻击将使远程医疗系统因无法提供正常服务而付出代价。

执行 DoS 攻击有许多不同的方法。最常见的攻击方法是攻击者向网络服务器发送大量流量。在这种类型的 DoS 攻击中,攻击者向目标服务器发送多个请求,使其负载过重。这些服务请求是不合法的,并且伪造了返回地址,这使服务器试图对请求者进行身份验证时被误导。由于垃圾请求不断被处理,服务器会不堪重负,从而导致合法请求者出现被拒绝服务的情况。

对于网络数据传输,数据传输所使用的链路、交换设备都可以成为攻击者进行 DoS 攻击的目标。例如,攻击者可以通过注入过量的数据流进入攻击流所用的传输路径中的某条链路,或者发送大量的服务请求到路径中的某个交换设备,这些操作都可能造成所攻击的链路/交换设备的服务能力达到饱和,从而无法正常执行数据流的传输服务,导致数据传输服务中断。

在饱和攻击中,攻击者可使用欺骗性的源 IP 地址向一些网络终端发送控制信息广播包,这些包选择的路径交汇于攻击目标链路或者交换设备,使这些网络资源被淹没。链路攻击通过使目标链路充满大量数据包,使链路容量饱和,从而导致拒绝服务。大多数情况下拒绝服务链路饱和攻击若要成功,攻击者必须有足够的立足点产生足够的流量。交换设备受到该类型的攻击时，交换设备接入端口缓冲区溢出可以导致交换设备耗尽所有的可用算力和资源，对新到的数据包无法及时提供服务。这种情况通常会导致交换设备行为缓慢、设备上处理的数据流中的大量数据包被丢弃，从而产生 DoS 攻击。

DoS 攻击的症状可能类似于非恶意的可用性问题，判定正在传输的流是否遭受 DoS 攻击是一项困难的工作，这是因为网络设备故障或者链路中断同样会造成正在使用的包含该设备/链路的路径无法提供正常的数据传输，从而中断服务。高带宽消耗流和突发性的正常大量服务请求同样会造成服务性能下降。但数据传输中的某些特征可能表明流的传输正面对着 DoS 攻击，这些迹象包括数据传输性能降低、传输延迟增加、服务请求反应时间较长、数据传输中断等。

检测和识别 DoS 攻击的最佳方法是通过网络流量监控和分析。网络流量可以通过防火墙或入侵检测系统进行监控。管理员甚至可以设置规则，在检测到异常数据流负载时发出警报，识别特定流量的来源或删除满足特定标准的网络数据包。

对远程医疗系统而言，虽然无法完全避免成为 DoS 攻击的目标，但网络可以采取一些积极的应对措施来降低 DoS 攻击对网络业务的影响。

（1）通过第三方提供的 DoS 保护服务。通过此服务可以检测异常的流量，并将异常的流量重新定义为远离远程医疗系统网络。DoS 流量被过滤掉，干净的流量被传递入远程医疗网络。

（2）创建灾备计划。确保在发生 DoS 攻击时系统能够有效地缓解灾难，并从中快速恢复。同时，采取措施加强网络设备的安全，防止它们受到危害。

（3）安装相应的防御软件，限制网络资源被滥用。

（4）不间断评估安全设置并遵循良好的安全实践，最小化网络信息访问。

4. 密文攻击

在数据传输中将传递的信息进行加密并不能完全避免在数据泄露情况下信

息的机密性。密文攻击就是一种密码分析人员在获取全部或部分信息加密数据情况下，试图获取相应解密信息的攻击方法。

1）选择密文攻击

选择密文攻击是一种用于密码分析的攻击模型，密码分析人员通过选择一种密文并获得其在未知密钥下的解密，从中获得全部信息或部分信息。在攻击中，攻击者将有机会把一个或多个已知密文输入系统，并获得结果明文。通过这些信息片段，攻击者可以尝试恢复隐藏的密钥用于解密。

在选择密文攻击下，许多安全方案都可能被击败。例如，El Gamal 密码系统在选择明文攻击下是语义安全的，但是这种语义安全在选择密文攻击下可以被轻易击败。SSL 协议中使用的 RSA 填充的早期版本容易受到复杂的自适应选择密文攻击，这种攻击会泄露 SSL 会话密钥。选择密文攻击对一些自同步流密码也有效。网络设备设计者必须特别重视这类攻击，因为通过此类攻击，网络设备可能完全处于攻击者的控制之下，而且攻击者可以发出大量的选择密文，试图恢复隐藏的密钥。

自适应选择密文攻击是一种交互形式的选择密文攻击，攻击者先发送一些需要解密的密文，然后使用这些解密的结果来选择后续的密文。它与普通的选择密文攻击的区别在于可以使攻击目标逐渐暴露有关加密消息或解密密钥本身的信息。

2）纯密文攻击

在所有情况下，密码分析人员的目标都是能够在没有额外信息的情况下解密新的密文。密码分析人员最理想的工作结果就是提取到密钥。根据 RSA 的密码分析攻击分类，纯密文攻击是密码分析攻击中密码分析人员可用信息质量最差的一种，也是困难程度最大的一种。纯密文攻击是指密码分析人员获得一个密文样本，而不获得与其相关联的明文。在许多情况下，这些数据相对容易获得，但成功的纯密文攻击通常是困难的，并且需要非常大的密文样本支持。在使用频率分析密码本模式下，这样的攻击是可能的。即使只有密文可用，在收集到足够的数据样本时，密文仍然有可能在没有密钥的情况下被破译。

另外，即便是通信数据采用了加密措施，密码分析人员仍可以通过已知明文攻击、选择明文攻击、自适应选择明文攻击等获取加密密钥，从而威胁数据传输的安全。

3.2.3　远程医疗网络常用防御方法与手段

保护远程医疗网络安全就是要确保网络中设备和传递的信息的安全。医疗信息安全涉及机密性、完整性、可用性、可控性和不可否认性等方面。信息安全通过网络管理控制技术，防止远程医疗网络本身及网络中传输的信息产生泄露、更改或者损坏。远程医疗网络信息安全通常有以下需求：一是完整性，在存储和传输过程中，信息不被修改、破坏、插入、延迟、乱序、丢失等；二是可用性，信息能被合法的用户访问，并且能够按照顺序使用；三是保密性，信息仅允许授权的用户使用；四是可控性，信息可由授权机构控制其机密性；五是抗抵赖性，数据接收方能够证明数据是由发送方发送的，防止信息发送方抵赖。

远程医疗网络安全威胁产生的方式主要包括利用系统缺陷或后门，利用防火墙的安全隐患，内部用户的窃密、泄密和破坏，口令攻击和 DoS 攻击等。针对这些网络安全威胁，典型的防护措施主要有访问控制技术、数据加密技术、身份认证技术、防火墙技术和入侵检测/保护技术等。

访问控制技术可存在于远程医疗网络系统模型的各个层次。其中，显式的访问控制技术直接控制用户对目标的访问，如设定一组用户拥有对某一网络资源访问的权限。隐式的访问控制则通过一定的技术手段，如加密通信，使未得到授权的用户不能访问加密后的信息。

数据加密技术是一种广泛应用且有效的信息安全技术，其对远程医疗网络中传输的数据同样有效。数据加密技术按照其加密机制大体上分为对称加密技术和非对称加密技术。对称加密技术效率高，被广泛应用于通信数据加密。非对称加密技术则更广泛应用在数字签名中。

身份认证技术则广泛应用在网络应用授权控制中。防火墙技术主要用于网络间的隔离性访问控制，主要功能包括包过滤、状态检测等。入侵检测/保护系统是广泛应用于网络中的安全防御措施。

入侵检测技术用于发现系统已经发生的或潜在的安全威胁,通过对系统的活动、用户行为等进行监控,检测非法的外部入侵、越权访问及内部用户的非法活动。入侵检测技术是当前用来发现已知攻击和未知攻击的主要方法。

入侵检测技术在 20 世纪 80 年代被提出。1987 年,Dorothy E Denning 给出入侵检测的定义:通过对网络数据包或者信息进行收集,检测可能的入侵行为,并且能在入侵行为发生之前或者造成危害之前,发出警报并进行响应。入侵检测系统的主要任务包括监控和分析主机、网络用户的行为及系统日志,据此识别已知的攻击和未知的威胁,对已经发现的异常或攻击行为做出响应,如报警或者中止进程等。入侵检测系统是按照一定的安全策略建立起来的安全辅助系统,能够及时发现并报告系统中的未授权、异常的现象,从而及时对发生的威胁或安全事件进行处理。

入侵检测系统的主要作用包括识别入侵者和入侵行为;监视系统的安全状态,对可能发生或已经发生的攻击采取措施;对于已经发生并造成影响的攻击,提供证据。目前入侵检测系统已得到广泛应用,虽然在入侵检测过程和警报的后期分析处理中,存在需要提高入侵检测的准确率和减少误报率的问题,以及应对复杂网络攻击困难、系统间协同差等问题,但其仍是目前重要的网络安全防御手段,出现的问题正随着新技术的引入与应用逐步得到缓解,如将机器学习应用于入侵检测模式识别、基于 SDN 建立更高效的网络状态采集等。

3.2.4　移动目标防御在远程医疗网络中的应用前景

移动目标防御是一种信息系统使用的主动安全防御机制,包含多个应用领域与方面。在计算机系统应用中,地址空间随机化已得到重视并被应用在实际中。地址空间随机化的主体思想是改变应用在系统存储器空间中地址分配静态化(绝对地址或者相对地址),使依赖于此的攻击失效。指令集随机化是另一种得到广泛使用的移动目标防御技术,通过对指令集进行随机化操作来避免系统受到代码注入的攻击。上述两类信息安全技术通过随机化技术使攻击者无法简单地复制已成功的攻击，增加了其攻击成本与复杂程度，从而弱化了攻击带来的危险。

通过平台多样性来提升应用的生存能力是另一种被广泛应用的移动目标防御措施。在系统架构中通过提供多个异构的物理平台和软件平台，在应用不中断的情况下，使应用可在这些平台上迁移。这样使一些针对特定物理设备与软件（版本）的攻击无法持续危害系统，从而降低系统由于网络攻击带来的损失和危险。

基于软件变换的机制主要以软件应用为移动参数（变化对象），通过采用相同的方法产生多个功能相同但行为和特性相异的变体来交替运行，在攻击者面前呈现一个不确定且不可预测的目标，从而使攻击者难以顺利实施其恶意行为，增加攻击者发起相应攻击的难度，提高软件抗攻击能力。

利用虚拟化技术创建多个初始状态完全相同的虚拟服务器来提供同一种服务，在提供服务过程中，同一时间段只有一台虚拟服务器工作，即多个虚拟服务器轮流提供服务，这种改变使单一虚拟服务器暴露在攻击者面前的时间缩短，减少了攻击者的攻击时间窗口，增加了攻击成功的难度，降低了因遭遇攻击造成的损失。基于虚拟技术的移动目标防御技术的应用还有很多，如系统环境转换等。

在网络数据通信方面，IP 地址是在网络中识别通信终端以实现通信的基本属性，该属性常被攻击者利用进行探测及信息的收集。为此，IP 地址成为移动目标防御的对象之一。在网络中实现有效数据传输，也就是传输层的数据传输，IP 地址与端口分别用于标识网络中的通信目标和该目标中的应用。这一特性也被攻击者用来确认攻击目标，因此动态地改变 IP 地址与端口可增加攻击者扫描的范围，并瓦解已成功建立的映射。这种变化常采用沿时间轴的随机变换方式，迷惑攻击者。这种动态变换和端口防御方法面临的主要问题是 IP 地址和端口的变换区间（值域）是一个有限的集合，同时高频的变换将使维持其他合法用户的正常网络通信应用受到影响，并且这种动态变换需要相应的机制来确保与该 IP 地址与端口相关的应用在变换过程中不受影响或者性能下降在可接受范围之内。

通过利用流网络传输可用路径的多样性,可以提升网络传输过程中的数据信息的安全性。此研究首先面对的问题是如何为传输流获得多条可用的传输路径。K-Shortest Paths 算法及其变形算法被广泛应用于流的可用多路径集合生成获取。其次,需要解决的是如何确定下一个路径变换时刻与承担数据传输的下一跳路径。此时选择的方法可以是固定时刻,也可以是依据网络状态进行选择。为了降低时间节点选择的确定性,可以加入相应的随机化因素来提升系统使用路径的不确定性。在下一跳路径选择上可以通过简单的轮转,也可以依据网络中部署的其他检测系统获取的路径存在安全性问题的概率来扩大路径选择的合理性,进一步增加路径转换带来的安全性。

在安全性方面,动态多路径数据传输基于移动目标防御理论的指导,通过合理地选择移动目标、移动方式,使其可以利用网络路径的多样性在攻击者面前呈现动态性,打破原有数据传输路径的确定性和静态性,从而减小攻击者成功实施在线数据传输攻击的概率,提高数据传输的弹性。

移动目标防御作为近些年颇受关注的一种信息主动安全防御技术,受到了学术界和工业界的重视,一些成熟的产品已经在信息终端中使用。在 SDN 体系架构成为主流的情况下,网络主动防御技术得到快速发展。在远程医疗网络中,移动目标防御是网络管理者对抗高级网络安全问题的一种重要选择。

3.3　小结

典型网络中的数据传输主要采用分组交换方式,数据分组在网络中传递的主要方式有逐跳路由与源路由模式。一个传输过程通常涉及多个分组传输,这些分组可使用单一路径路由进行传递,也可采用多路径传输。由于网络建设的快速发展,各种类型的通信网络技术不断涌现,针对远程医疗系统的不同应用需求可采用不同的通信方法,这也为灵活的调度网络数据传输提供了可能。

远程医疗系统对信息安全性的高要求使承担医疗信息传递的网络必须能够具有较强的安全防护性能。在介绍安全测度的基础上,本章分析了当前远程医疗网络中数据传输面临的主要安全威胁及防御方法与手段。移动目标防御作为一种有效的提升数据传输安全性的手段，在网络软件化趋势下展现出其独有的特点。在网络数据通信中，通过不断转换传递分组的路径、标识、收发终端特征，可以达到破坏攻击者获取网络信息的有效性，增加截获信息的难度，从而达到增强数据传输安全性的目的。

第 4 章

APT 攻击下的远程医疗网络

远程医疗的快速发展使社会健康事业对远程医疗系统的依存度不断提升，作为基础设施的远程医疗网络成为攻击者关注的焦点。当下，网络攻击的手段与方法不断演进，网络攻击本身已成为一个复杂的系统工程。由于通过网络攻击可以获取巨大的利益，网络攻击方法与手段日新月异，网络防御手段也不断更新。近些年，一种经过长时间的准备和潜伏来达到攻击目的的被称为 APT 的网络攻击模式展现出其对网络信息系统的巨大威胁。2010 年，在震网（Stuxnet）病毒攻击中，攻击者在长时间的隐匿后，攻陷了伊朗处于物理隔绝状态下的工业控制系统，延迟了其计划。APT 展示了其巨大的威力，这也使 APT 进入人们的视野并得到广泛重视。远程医疗作为一种基础性社会服务，其系统内部传输的信息具有极高的商业价值、社会价值，这也使远程医疗网络成为 APT 攻击的主要潜在目标之一。

4.1　APT 概述

4.1.1　什么是 APT

APT 的英文全称为 Advanced Persistent Threats，翻译为高级持续性威胁，是一种长期潜伏、拥有复杂攻击手段、多阶段、有明确针对性和规划的攻击方式，执行攻击的组织具有严密的分工。APT 这个词最初是用来描述执行攻击的组织的，现在更多的是指具有这种攻击方式与风格的威胁。高级持续性威胁，从其字面来看主要包含以下三个方面的内容。

高级（Advanced）指的是攻击者采用的攻击方法和手段的先进性，主要体现在攻击具有强的隐匿性和攻击手段的全面性。先进的攻击方法使攻击者可以绕开各种网络防护检测（如 IDS、IPS），获取立足点，然后长期潜伏在目标系统中，进而得到更多的关键和敏感信息。通过对所收集信息的分析，攻击者可以采取有针对性的攻击，并利用其发现的系统弱点和漏洞进行攻击。完成一次 APT 攻击要进行大量的工作，这需要多人参与并进行有组织的分工。

持续（Persistent）指的是在攻击者确定攻击目标后，对其发起的攻击是长时间不间断的，这与随机搜索目标发起攻击不同。在攻击过程中，为达到攻陷目标的目的，攻击者不间断对目标系统进行扫描和渗透。当攻击者在一次攻击受挫时，其不是简单地选择放弃，而是不断探索、尝试新的攻击方法和手段，直到最后攻击成功。在整个攻击过程中，攻击者并不急于在目标系统中尝试获利，在进入目标系统后，其往往选择长时间隐匿，保持对目标系统的访问权限，而不是迅速扩散入侵，这是为了最终达到成功攻击目标的目的。通过查阅一些 APT 攻击案例，不难发现其特征十分明显，就是短时间内攻击强度不大，这使一些网络防御措施难以发现 APT 攻击，而通过长时间的积累，攻击者攻击成功。

威胁（Threats）指的是通过 APT 攻击将对目标系统本身或者目标系统的拥有者造成损失和伤害。APT 攻击目前广泛分布在各个领域：发生在国家政权之间的 APT 攻击将给主权国家带来伤害，影响政治议程，甚至影响国家安全；发生在商业领域的 APT 攻击将给拥有目标系统的企业带来经济上的损失；发生在民生领域的 APT 攻击，将给人们在能源、运输和通信等方面带来影响，瘫痪的民生系统将会严重影响人们的日常生活，破坏社会的和谐。

4.1.2　APT 攻击的特征

为更有效地实现针对 APT 攻击的防御，本节将从 APT 攻击的主要特征对其进行解析，先从攻击目标的选择出发，然后依次是攻击手段的复杂性、攻击时间的持续性、攻击的高昂代价、攻击者。最后，不难得出结论，远程医疗系统是极具价值的 APT 攻击目标。

1. 攻击目标

根据 APT 的定义，APT 的攻击方法和手段是复杂的，攻击过程具有高度的组织性，参与攻击的人员与使用的设备需要有充足的资金支持。在攻击过程中要具有隐蔽性，就需要避开目标系统的防御措施。要完成这种攻击显然需要付出高昂的代价，因此其攻击的目标需要有与之相匹配的价值，这样才会使攻击者获取利益。若不能从攻击目标获得足够的回报，这种攻击就显得没有价值了。

因此，在多数情况下，以合适的成本获取足够价值的信息或财富是 APT 攻击选择目标的基本原则，满足此条件的目标如下。

（1）个人信息数据库，如财务、健康及其他可被用于实施进一步犯罪的数据。

（2）知识产权，这主要包括工业企业的核心技术、商业计划及可使竞争对手获利的信息数据。

（3）与民族、国家利益相关的信息数据等。

（4）重要人物之间的通信信息（可泄露机密文件、重要信息数据）。

（5）一些公共基础设施，如供电、交通、媒体网络等。

APT 攻击者对这些高价值目标实施攻击的目的各不相同，其中一些是为了获取金钱，如攻击个人信息库，转卖个人信息获取利益；一些是帮助竞争者击败对手，如获取对方的计划和核心技术等；另一些可能是为极端民族主义服务，帮助其展示力量，获取民众支持等。总体上讲，APT 攻击是一种先进的网络攻击方法，需要通过复杂的攻击手段实施。

2. 手段复杂性

在 APT 攻击被爆出之前，信息攻击给人们总体的印象是，其攻击目标与传播是随机的，攻击过程是按照定式自动进行的。简单来说，就是一种特定的攻击只针对特定的系统弱点，并加以利用。虽然其传播与渗透可能造成大面积的目标失陷，但与 APT 攻击相比，缺乏对目标有针对性的分析，攻击过程没有精细规划与部署。

与普通的攻击不同，APT 攻击主要面向简单攻击难以奏效的目标，并且其目标针对性强，即使在初始阶段的攻击目标不是最终目标，也是为了最后攻陷目标做铺垫。与普通攻击不同，在实施最后攻击前，APT 攻击通常需要大量的时间对选择的目标进行探查，通过分析获取的信息，制定详尽的实施计划，从而达到有效规避目标系统的防御机制并成功攻击最终目标的目的。

要实施 APT 攻击，不仅需要严谨的组织，还对实施攻击的人员提出更高的要求，这里要求实施攻击的人员具备详尽的知识、多种多样的技术，利用各种先进的工具实施复杂的攻击。这类技能包括以下内容。

（1）掌握各种信息情报搜集技术。

（2）会使用各种黑客及检索攻击工具，这些工具可以是一些测试软件，也可以来自暗网。

（3）必要时，有针对性地研发专用工具软件，对已有的工具进行改造来应对特定的防御手段。

（4）选取多个目标实施早期渗透（如通过钓鱼网络来获取访问权限），并时不时发动一些掩护攻击，扰乱防御者视线，包含正在进行的真正攻击。

（5）使用多样化的攻击方法来绕开防御系统的检测，使 APT 得以长时间隐匿在目标系统中。

APT 攻击的复杂性还体现在其攻击策略涉及面广，不仅包括社交、软件漏洞利用、DNS 伪装等方法，还包括这些方法的组合。在 APT 攻击的诸多方法中，一些方法可能本身并不复杂，但将这些方法按计划有机结合起来就可以构成大规模、复杂的攻击。APT 攻击的复杂性是单一黑客远远无法达到的。例如，一个 APT 攻击在起始阶段可能只是发送一些钓鱼邮件到目标系统关键人物的邮箱，这些钓鱼邮件与普通的钓鱼邮件不同的是针对每个接收者进行个性化的设计，从而提高成功率。发送钓鱼邮件本身不是先进的技术，但与后续的技术相互结合就使普通的网络攻击成为一个 APT 攻击。

3. 时间持续性

普通的网络攻击在目标选择上是随机的，容易攻击的目标是其主要的选择，快速攻陷目标，快速撤离，但是其攻击过程也易于发现。与之相比，APT 的攻击时间较长，这与其攻击目标有关。APT 攻击的信息系统拥有较高的价值，其系统复杂性、防御严密性使单一、简单的攻击手段难以成功攻击目标。这就需要攻击者花费大量的时间探查、分析目标系统，有针对性地采用多阶段攻击。由于每个步骤都需要严密计划实施，这都需要时间。同时，为了不被目标系统的防御系统检测到，引起防御者的警觉，需要严谨地执行每一步，这都需要大量资源与时间的投入。

在攻击的单一阶段，如发送钓鱼邮件到目标系统关键人物的邮箱，可能需要多轮才能奏效。建设一个虚假的钓鱼网站，通过下载恶意文件到目标系统、提升已陷落用户访问权限、窃取信息数据、完成攻击后清除痕迹等阶段同样需要耗费时间。对 APT 攻击来讲，尽可能长时间保持对目标系统的访问，这对完成攻击十分有益。在完成最初的攻击目标后，若能长时间滞留在目标系统收集信息情报依然会有很大的价值。长时间滞留在目标系统，可以使 APT 攻击截获更有价值的信息，访问到更有价值的信息数据库，监控更有价值的通信。

滞留时间指的是 APT 攻击渗入目标系统直至被目标系统发现的时间。APT 攻击在目标系统中可以滞留的时间取决于多种因素，如目标系统的防御能力、攻击目标使用的技术手段、攻击的严密性等。随着防御者对 APT 攻击的重视，现在对 APT 攻击的检测已取得重要的进步。根据 FireEye 公司的报告显示，2019 年内部检测 APT 攻击的滞留时间已经从 2018 年的平均 50 天减少到平均 30 天，外部检测的 APT 攻击滞留时间从 2018 年的平均 184 天缩减到平均 141 天，41% 的 APT 攻击在 30 天内即被发现，但仍有 12% 的 APT 攻击持续时间在 700 天以上。在 Mandiant 公司的报告中也披露了一个公司被攻陷长达四年的案例。试想，APT 攻击在短短几分钟就可以获得价值巨大的信息，若是一个机构被攻陷、监控四年多，这种危害比直接毁灭它可能更大。

4．高昂的代价

综上所述，APT 攻击的复杂性和攻击时间长的特征，使发动一次 APT 攻击的成本高昂。对于一次有组织的 APT 攻击，首先需要有一个专业的团队，这个团队内的人员需要拥有各种相关的技能，甚至需要派遣人员打入攻击目标所在的组织或企业来收集信息。招募具备这些技能和执行力的人员的费用高昂。

除了人力成本，长时间的攻击还需要有固定的场所，购置网络设备，租赁或者购买足够的计算资源，购买相应的工具软件，购买系统漏洞，必要时需要自我研发攻击软件工具，前期对系统的探查需要部署相应的系统与应用等。为了绕过防御者先进的检测，这些攻击工具和服务都需要是最好的，当然开支也是很大的。APT 攻击的初始阶段就可能花费巨大，没有足够的财力和丰富的资源将使 APT攻击难以为继。

5．APT 攻击者

APT 攻击的复杂性、长时间、高费用使一个普通的黑客无法实现一个复杂的APT 攻击，这已经超出个人能力的范畴。发动一次 APT 攻击是一个拥有大量资源的团队的任务。APT 这个单词在起初指的就是进行此类攻击的组织。这些组织通常具有很深的背景，拥有雄厚财力的支持，其活动主要聚集在一些具有很高价值的战略性目标系统，如航空、核等领域。此外，还存在一些以金钱利益为首要目标的组织，如把世界上的各银行作为目标的 Silence 及 Carbanak Group。

显然，APT 作为一种组织明确、资金资源充裕、攻击手段先进且复杂、攻击周期长、危害严重的网络攻击方式，选择的目标必然具有很高的商业价值或者社会价值，而远程医疗网络所服务的卫生健康事业无疑满足 APT 攻击目标的要求。若发起的 APT 攻击在远程医疗网络中获得成功，则会给远程医疗系统造成巨大损失，同时影响医务人员和患者对实施远程医疗的信心，造成十分恶劣的社会影响。

4.1.3 APT 攻击模式

与普通的网络攻击一样，APT 攻击通常遵循相同的模式。APT 攻击在确定攻击目标后（包括辅助目标等），先要进行详尽的侦测，从中找出渗入目标系统的最优方法，进而提升其在目标系统的访问权限，完成攻击目标，同时绕开目标防御系统的监测。

1. 确定目标

与普通攻击的目标不同，APT 攻击选择的目标通常是其背后组织或团体根据自身利益决定的。若仅仅是为了获取金钱，则 APT 攻击会从探测金融组织、大型企业的系统缺陷入手，选择一个系统防御薄弱、漏洞多、回报大或者预期回报率高的组织或企业作为攻击目标。

若 APT 背后组织为的是在与竞争对手的博弈中获胜，则目标指向十分明确。例如，获取竞争对手下一阶段的计划，从而采取有针对性的应对手段，监听竞争对手关键人物的通信，获取有利于竞争的信息。对于这类攻击，由于攻击目标确定，攻击者需要仔细探测目标系统可能存在的漏洞，哪怕极其微小，加以妥善利用都可帮助其成功攻击目标。

此外，有的 APT 攻击对攻击目标不做具体要求，只要能够打击对方即可，这赋予了 APT 攻击更多选择目标的自由性，可以选取几个可能获取最大利益但防御相对较弱的系统作为目标，以实现效益最大化。

2. 探查、规划、尝试

在 APT 攻击确认了攻击目标后，将进一步探寻有助于完成攻击目标的信息。在此过程中，APT 攻击将对攻击目标的系统信息、采用的防御措施及手段、资源状况、人员情况信息等有助于攻击的信息进行搜集。这些信息掌握得越多越好，这样就可以分析得出更优的进攻部署。

APT 攻击先获得目标系统运行软件、硬件的弱点，所使用的安全防范软件与网络监测工具，目标系统及目标系统管理的其他系统的使用者的详尽信息。基于前期探查，APT 攻击就可以有效规避可能面对的检测，从而完成攻击。这些调查工作内容广泛，如收集攻击目标拥有组织或企业公开发布在网络上的一些新闻和动态、人员信息；利用网络对攻击目标系统进行扫描，找到其存在的弱点；通过向目标系统所在组织或企业直接安插人员获取内部信息。在探查阶段，对目标系统或者拥有目标系统的组织或企业的多方面信息收集是非常重要的。

在获取足够多的目标系统相关信息后，APT 攻击者就可以策划实施进一步的攻击。利用收集到的信息，分析可利用的系统漏洞，从而设计出最优的渗透方案，建立立足点，并不断扩展访问权限，完成对目标的攻击，并确保整个过程不被目标系统的防御系统监测到。

进行 APT 攻击是一个有组织、有计划的过程，整个过程主要包括确定攻击目标（目标群）及攻击策略（如何逐步实现主要目标），根据需要完善攻击团队的建设，建立发起攻击需要的基本设施，购买（开发、完善）所需的攻击工具（攻击前需要测试是否能够有效避开目标系统的监测）。如果需要可以直接购买相应的系统漏洞（如"零日漏洞"）。

在 APT 攻击计划的指引下，APT 攻击开始向目标系统渗透。这种渗透可能从一开始就针对目标系统，也可能先选择与目标系统相关的目标，如目标系统的设备或者软件供应商，与目标系统有业务信息往来的合作伙伴或者可以接近目标系统的相关实体。APT 攻击可通过间接的方式逐步向目标系统渗透，接近其最终目标。

无论 APT 攻击采用直接攻击目标系统，还是利用中间人攻击目标系统，都需要先建立一个立足点。譬如，通过网络钓鱼获取系统访问权（通过发送钓鱼邮件给目标组织或企业的关键人员，获取其认证信息，这些邮件由于是量身定制的，欺骗性很高），利用网络下载、安装恶意软件（引诱拥有目标系统的组织或企业的工作人员访问恶意网站，触发恶意软件下载），使用系统漏洞建立后门程序等。

在目标系统中建立立足点只是渗透的第一步，APT 将通过横向移动识别服务器中存储的敏感信息和用户权限，通过纵向移动扩张立足点和提升权限。利用已建立的立足点（如安装在目标系统中的一个远程访问软件，给 APT 攻击开一个后门），攻击者将建立一条与目标系统连接的通信控制信道，通过这一信道不断发出指令，传送恶意软件来提升攻击能力。在初始阶段，APT 攻击对目标系统的访问权限往往无法达到完成攻击的要求，需要不断在目标系统内部寻找新的立足点，并提升访问权限。如果 APT 攻击需要特定账号的权限，攻击者可通过在系统内部收集信息，包括各类的登录账号和密码，尝试破解目标系统的密码机制，或者分析这些信息获取更高权限的登录账号与密码，从而逐步渗透，一步一步向目标迈进。

在 APT 攻击获取立足点后，通过横向移动，其将不断获取目标系统相关的数据信息，从而使攻击者可以进一步地控制目标系统的资源，如服务器、系统内的交换机、计算机等，并进一步收集有用的信息。利用收集的信息获取更多的漏洞，基于这些漏洞安装更多的后门，从而更加便利地访问目标系统。

APT 攻击从开始到完成都需要具有较强的隐蔽性，以不被目标系统或拥有其的组织或企业察觉，这也是 APT 攻击能否完成的关键。如果攻击者发出的攻击被目标系统的防御系统察觉，目标系统将可能扩大其防御强度，这将使攻击变得困难，甚至使已取得的成就（如立足点）被抹杀。

APT 攻击者要规避网络防御监测工具的监测，就需要了解研究目标系统所采用的技术工具，利用这些工具的不足，在不引起这些工具警觉的情况下实施侦测与渗透。攻击者经常使用的隐匿方法有许多，如将一些可能引起监测系统察觉的数据块分散打包到不易起疑的协议数据包中，以绕过系统安装的防火墙和入侵检测系统的检查拦截，在通过这些系统后再重新将分散的数据块重组为有意义的信息。对于一些数据量小的信息，信息隐匿技术可以直接将这些数据隐藏到一个大数据文件中，如可将一个 256 位的密钥隐藏在一个位图格式的图片文件中，由于位图文件中图像的每个点采用颜色值表示，而改变这些颜色值对图片的影响几乎可以忽略，因此可以将密钥的 256 位分别替换到 256 个颜色点的颜色值的最低位，从而使信息难以被检查出来。通过重新改写后门程序代码，逃过检测系统的特征检测。因此，监控目标系统运行环境要采取最佳的应对措施。例如，通过伪装来使检测系统无法获取真正发起攻击的 IP 地址，扰乱防御者的判断。又如，发起掩护真正攻击目标的攻击，让这些攻击暴露在检测系统下，误导防御系统实施有针对性的措施。

在隐蔽地渗入目标系统并获得完成攻击目标所需的访问权限后，APT 将开始实施最终的目标攻击。在此阶段，攻击者的真实目的得以展现，如窃取敏感数据、破坏目标系统、损坏关键设施等。在多数情况下，攻击目标是窃取有价值的信息数据，此时 APT 攻击者先将网络中任何一个探索到的有价值的数据库的数据转移到一个安全的存储器中，并将这些数据分割、压缩、加密，然后通过秘密信道转移出去。

完成攻击目标后，APT 攻击者会清洗攻击期间遗留的痕迹，这样使取证变得更加困难，即使目标系统发现攻击，也难以确认攻击者是谁。通常完成攻击目标后，APT 攻击者会保持对目标系统的访问，继续监控，并可能在下一时刻发动新的攻击。

4.1.4 APT 示例

APT 最初用来指代发起攻击的组织，并用 APT1,APT2,…,APTn 加以编号区分。在研究领域，APT 更多的指具有复杂、持续等特点的网络攻击模式。这些编号攻击组织，往往背后有民族、国家、大型企业支持，其发起的网络攻击涉及社会的方方面面，受害者包括科技、医疗健康、电网、金融、采矿、电信、制造、航运、武器、能源和其他行业，经常窃取有关制造流程、临床试验结果、谈判策略、技术蓝图、定价文件和其他信息。这些攻击往往高度复杂，可以肯定不是一个黑客所能完成的。

一个著名的 APT 组织就是方程组，该组织十分神秘，在被曝光前，潜伏时间长达 14 年之久，已渗入世界各地数以万计的系统设施中，被卡巴斯基描述为超越"任何已知的复杂技术"的 APT 实施者。它至少从 2001 年已经开始运作，目标包括政府机构、伊斯兰教会活动人士和学者、加密技术公司、生物健康公司、电信、石油和天然气公司、大众媒体、交通基础设施、军方、金融机构等。它组织强大，是全世界最重要的黑客组织之一。

在披露的有影响的 APT 攻击中，震网病毒攻击具有极其典型的 APT 特征。其攻击目标明确——伊朗布什尔核电站，采用技术复杂，不仅同时使用了多个"零日漏洞",而且攻击模块拥有复杂的结构,高度定制化,需要长时间的开发。整个攻击过程时间跨度大,在初始阶段通过中间媒介(移动存储介质)进行间接攻击。针对 RSA 公司的 RSA SecurID 攻击先向工作人员发送钓鱼邮件,引诱其下载恶意软件,利用漏洞建立后门,获取 RSA 公司内部数据库访问权限,从而长时间窃取 RSA 公司的数据资料与信息。RSA SecurID 攻击的目标明确,时间跨度大,同时攻击者付出大量资源代价,这些都符合 APT 攻击的特征。

4.2　常规缓解网络安全手段面对的困境

4.2.1　如何判断系统遭遇到 APT 攻击

作为一种精心设计的、复杂的网络攻击,APT 可以隐蔽攻击以达成最终目标。通常情况下,防御系统难以察觉系统是否正在经历着 APT 攻击。不过,任何的细微异常都可能提示系统正在受到 APT 攻击。这些异常情况如下。

1)组织或企业内部工作人员收到精心设计的钓鱼邮件

发送钓鱼邮件是 APT 攻击起始阶段常用的方法之一,所以当组织或企业内部收到钓鱼邮件时就需要引起注意。特别是当组织或企业内部一些关键工作人员收到钓鱼邮件时,这种信号将变得更加强烈。这里需要说明的是,普通的垃圾邮件众多,一个构造简单、攻击方式粗鲁的邮件并不是 APT 攻击的特征,这样的邮件过于粗制滥造,成功的概率不大,并且容易将攻击者暴露出来。但是,一个精心设计的钓鱼邮件就需要引起足够的警觉,这种邮件通常包含接收者一些私密的个人信息和组织或企业内部的信息,这些信息不是可以公开得到的,由此可以判断攻击者在这一方面已经做了很多工作,投入了大量的资源,其所图价值一定很高,这符合 APT 攻击目标的选择,此时要引起足够的重视,一个 APT 攻击可能已经企图渗透了。

当收到精心制作的钓鱼邮件的是组织或企业的高层时,如系统管理员、CEO等,要特别留意,因为 APT 已经进入试图完成最终攻击的阶段了。

2）异常登录现象

由于网络攻击的特殊性，其不需要现场实施，往往攻击者与目标系统距离遥远，攻击者选择渗透访问目标系统的时间通常按照其所在地的作息时间，而拥有目标系统的组织或企业的工作人员访问系统的时间与其存在时间差，如美国的上午是中国的凌晨。如果检测到目标系统异常的访问增多，这可能预示着有 APT 攻击试图渗透系统。当然，组织或企业的工作人员也可能在深夜或凌晨由于工作需要访问系统，因此需要结合系统正常访问的历史记录和系统的行为活动进行综合分析才能得到有效的指示。

3）木马后门增多

APT 要完成复杂的攻击，只有单一的木马后门是不够的，往往需要在一个网络系统的不同部分安装多个木马后门，这将方便其访问目标系统，同时作为一种冗余备份，防止一个立足点被发现，整个攻击受阻的情况发生。在发现系统中存在单一木马时，很难将其与 APT 攻击联系在一起，毕竟木马是普通网络攻击的常规手段，但多个木马存在则意味着攻击者经过精心策划，已具备了 APT 攻击的特征。

4）异常数据流和数据聚合

APT 攻击中需要在目标系统与外部指令服务器间传递数据，将窃取的信息从目标系统内部递送到外部。在防御系统中，若检测到异常的数据流，需要对这些流行为进行关注。这些数据流可能在目标系统内部的终端、服务器间传递，以便汇总处理后统一递送到系统外部。如果防御系统监测到未经授权的流传输，就需要进一步确认其数据传输的目的，进而辨析 APT 攻击是否正在进行。同时，作为信息逃离系统前的汇聚点，该点往往会出现异常的存储数据增多，若发现某设备有存储异常增加的情况，则可能预示着一个 APT 攻击正在进行中。因此，基于流量分析可以建立 APT 监测框架。

远程医疗网络作为一种广域网络，网络结构复杂，网络终端设备差异性大，并且网络承担的传输业务需求具有多样性，在面对可能的 APT 攻击时，不仅需要严格的系统管理来切断攻击者非法获取的系统接入途径,而且需要辅以更加先进的防范措施来加强网络安全,以应对不断更新技术的攻击者的攻击。下面将介绍一种基于网络流量监测分析的 APT 检测模型。

4.2.2　基于网络流量的 APT 检测模型

一个精心规划、目标明确、时间跨度大的 APT 攻击分多个阶段进行,不同阶段要达到的目标不同,采用的攻击方法也不同,这使在整个 APT 攻击期间,不同阶段展现出不同的特征,从而增大了检测 APT 攻击的难度。

在 APT 攻击发展的各个阶段,网络中与其相关的流量呈现出差异化特征。通过检测网络中的流量,判断网络中是否存在由 APT 攻击产生的异常流,进而确定目标系统是否正在经历 APT 攻击是一种有效且具有挑战性的工作。目前,基于流量分布熵特征,深度学习等技术已被用于此方面来加强对这些不易察觉特征的检测。

基于网络流量的 APT 检测模型如图 4.1 所示。从图 4.1 中可以看出,整个检测过程大体可分成两个阶段。一是先通过监控网络中流的状态,收集流,进行初步转换(由于网络中的流量大,对这些流进行直接分析,资源消耗大,持续时间长,转换可减少后续阶段工作量),然后特征提取(APT 攻击流在整个流中只占极少的一部分,在特征提取阶段可以先将一些良性流的特征显化,方便后续处理),为下一步进行流分类做准备。二是依据防御系统提供的可疑流量检测/异常流识别算法对流进行分类(由于 APT 攻击的研究目前还不成熟,缺少相应的成熟算法和公开的数据集,此处的分类往往基于防御者本身的认知与技术实况实施,可组合使用多种方法来提升判断的准确性),区分存在 APT 攻击的流及其他流。

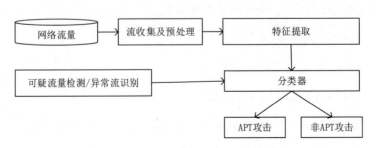

图 4.1　基于网络流量的 APT 检测模型

4.3　主动安全与未知危险

APT 攻击的复杂性、隐蔽性使防御者难以发现正在进行的 APT 攻击，采取有效的防范措施。发起 APT 攻击的组织背后有雄厚的资金支持，成员具有高超的技能，可以获取最新的攻击工具。对一个信息系统的防御者来讲，其在 APT 攻击中处于弱势地位。如同防御其他网络攻击一样，防御者需要熟知自己目前运行的信息系统、系统所使用的防御工具与方法及系统内可能出现漏洞的场所。防御 APT 攻击通常是从网络行为异常分析开始的。熟悉发生过的 APT 攻击事件将为制定防御措施提供积极的帮助。需要特别注意的是那些已经发生在同一领域的 APT 攻击。对新的攻击技术及常见黑客技术的了解有助于防御者选择合适的防御系统。在对当前信息系统面临的安全威胁评估完成后，需要制订一个全面的防御计划，并有步骤地实施，以防止这些威胁损害系统。在防御 APT 攻击过程中，基本的网络安全措施与防御方法同样发挥着重要的作用。下面列出的是一些基本的防御 APT 攻击的措施与手段。

（1）保持软件更新及时化，可有效减少"零日漏洞"。

（2）访问实施物理令牌与身份验证应用程序等多重验证，单一的验证总容易被破解。

（3）合理的设置授权访问，实施最小使用权限原则。只授权工作人员日常任务所需的资源，而不是扩大这一范围。随着工作人员角色的变化，及时增减其访问权限。对于关联的组织，在不需要时立即取消其访问权限。

（4）强化密码管理，对工作人员密码实施安全追踪。

（5）安装最新的入侵检测/保护系统。

（6）关注防火墙的配置。

（7）定期/不定期运行防病毒软件。

（8）系统离线数据及时安全备份。

（9）当系统检测到异常网络行为时要记录日志并发出警报。

（10）对工作人员的安全教育是系统防御的重要一环，组织工作人员加强安全意识学习，指导员工防范社会工程攻击、钓鱼攻击等网络攻击行为。

上面所列出的一般防御手段对保护组织或企业的信息系统免受网络攻击具有很大的帮助，同样对 APT 攻击具有一定防御作用。然而，只采取这些并不能完全保护信息系统免受 APT 攻击。发动 APT 攻击的组织拥有丰富的资源和强大的能力，具有新的创新型的恶意软件和零日攻击等技术，这些对防御系统来讲，很难检测到并阻止。此时就需要采取更加主动的方式来应对。

1）网络流量监控分析

APT 要实现对目标系统的攻击，就需要在目标系统安装木马后门，并下发指令在目标系统中建立立足点、建立相应的通信，这意味着防御系统只要能够发现并解析这些流，就可以判断系统是否存在 APT 攻击。要在流的海洋中发现这些细微的流同样是困难的，这时就需要其他信息来帮助确认这些流，如防御者着重收集可能发起攻击区域的情报信息，通过已经发生攻击所呈现的特征来确认 APT 攻击背后的组织，进而获取该组织的行为特征，这些工作都将有助于实施有效的防御措施。

2）缩减其攻击窗口

对于 APT 攻击，防御者希望快速发现它并阻止它。目标系统中 APT 攻击存在的时间越长，给系统带来的危害就越大，损失也就越多。在 APT 攻击中，从渗透建立立足点、横向移动扩大、纵向移动提升权限到完成攻击目标需要一个较长的时间跨度，在此过程中，若能够瓦解其已获取的权限、立足点都将有效消除攻击带来的影响，起到保护系统的目的。移动目标防御是一种针对未检测到威胁而实施主动防御的方法。移动目标防御方法通过动态调整系统可能受到攻击的组件的属性或者迁移所属场景，从而瓦解一些可能存在的利用组件漏洞实施的攻击。

3）增强防御人员

一个训练有素、协调一致、反应迅速的防御团队在防御 APT 攻击中可起到快速发现并阻止 APT 攻击进一步危害系统的作用。

对于 APT 攻击，虽然无法做到完全防范，但积极地采用先进的检测方法与手段，建立高效的防御团队，有助于大幅度降低目标系统受到攻击的风险。

4.4 小结

APT 攻击的不断增多给远程医疗网络防御带来巨大的挑战，通过对已有的 APT 攻击的分析，我们可以清楚地了解 APT 攻击的主要特征，即 APT 攻击具有目标明确、攻击方法与手段复杂多样、资源与金钱耗费大、攻击隐蔽难以发现取证等特征。APT 攻击从攻击初始阶段的前期调查和信息收集到横向移动，再到按计划完成攻击目标的时间跨度长，其危害比普通的网络攻击大。目前常用的网络防御手段在防御 APT 攻击中仍发挥着重要作用，但 APT 攻击的隐蔽性常常使常规手段难以奏效，因此移动目标防御作为一种应对难以通过特征分析来识别的攻击及潜在威胁的主动防御模式将在防御 APT 攻击中扮演着重要角色。

第 5 章

多路径数据传输技术与设计

传感器可以准确实时地采集病患的身体状态信息,高清摄像头可以捕获病患高清晰度的图像,基于三维重构的机器人手臂可以根据远程指令完成难以置信的精密动作,各种各样的分析仪器可以快速分析并给出报告。远程医疗网络将不同的设备互连在一起,根据它们的不同需求提供可靠、及时的信息传递。不同的数据传输需求对远程医疗网络服务提出了挑战。多路径数据传输在可靠性、扩展性、安全性方面相对于单路径传输具有天然的优势。要实现远程医疗网络的有效运行,多路径数据传输起到十分重要的作用。

5.1 远程医疗网络中的典型多路径传输方案

多路径传输其实是一个在网络出现就被提出并讨论的典型问题。例如,通过将多路径路由应用到端到端通信,缓解网络中的拥塞问题;利用多路径数据传输提高传输的可靠性,在当前数据传输路径性能不足时,及时将路径承担的数据流切换到其他路径。

目前,远程医疗网络中广泛采用的路由策略是最短路径(最小跳数)优先路由方法。当使用的最短路径发生拥塞时,通过路由调度使用冗余备选路径承担原有路由负载来提供可靠的数据传输服务。现在,远程医疗网络中采用的多路径传输方案按照路径使用策略大体可以分为两类。一类称为主备式（预约式），也就是数据传输在同一时刻仍使用单一路径传输（主路径），只有在当前传输路径不能满足流传输性能需求时，流转入备份（预约）路径中进行传输，从而提高数据传输的可靠性。另一类称为多路径并行传输，在此方案中多条路径同时承担源与目的地间的数据通信，如此可以聚合多条路径带宽资源，既可提升可靠性又可提高传输效率。

目前，基于 IP 协议的网络层设备"尽最大努力"（Best Effort）递送特点和交换设备有限的处理能力，当交换设备的负载超过其处理能力时，交换设备将无法及时处理到达的数据包并将其转发出去，数据包将会被交换设备简单地丢弃，此时将发生网络拥塞，网络传输性能下降。在远程医疗网络中采用多路径路由方案，可以转移将要发生拥塞的路径上的负载来防止网络资源被过度使用，从而缓解网络拥塞带来的传输性能下降问题。

在远程医疗网络的数据传输中使用多条路径，铺设终端设备间的多路径路由将使网络控制资源消耗增加，从而降低多路径传输的可扩展性。使用源路由可以在一定程度上降低网络控制资源的消耗。同时，在网络拓扑和状态变换不频繁的情况下，可以采用离线路由计算方式，以提升网络的响应性。这使在确保不引起大的计算处理开销下，实现动态的多路径数据传输。在离线模式下，路径调度不必为每个到达的流请求都计算路径，可以从一个预先计算的库中选取路径。

远程医疗网络调度要实现负载均衡，链路的利用率是多路径调度选择路径的一个重要因素。在实际通信网络中，由于其承担数据服务处于动态变化中，单一链路利用率是一个不断变化的量，因此需要不间断采样链路利用率。突发小流引起瞬间链路利用率突变，同样可以触发与其有关的路径调度变化，这种变化会带来路径振荡，造成无意义路径调度，增加数据包丢失概率。为此，在链路利用率采样中可采用一阶线性滤波器进行滤波，减少链路利用率出现突变对整个路由调度的影响。

远程医疗网络中多路径传输的目的是利用基础物理网络链路的多样性为终端设备间的数据传输提供多条路径。与单一最短路径路由不同，终端设备在任何给定的时间选择通往特定目的地的路径都不只一条。在数据传输中，每个数据源终端与目的终端间具有多条路径进行选择，即源终端在不同时间向特定目的终端发送数据包时使用的路径可能不同。在多路径数据传输中，终端设备间采用基于连接数据传输方式，每个连接由多条路径构成，源终端连接发送信息经由使用不同的路径到达目的终端设备，也就是，单一终端连接间的数据包可沿着不同的路径进行传输。多路径路由可以聚合潜力带宽，允许远程医疗网络支持比任何网络链路都高的数据传输速率，这对快速传输大批量数据具有重要意义，如实时的高清视频传输。

在远程医疗网络中，多路径传输可以基于协议栈的各个层次实现，如数据链路层、网络层、传输层、应用层均可以采用对应的多路径传输解决方案。在目前的 SDN 架构下，远程医疗网络路径调度的灵活性得到支持，这使多路径传输具有更强的适应性。图 5.1 所示为多路径传输路由流程图。

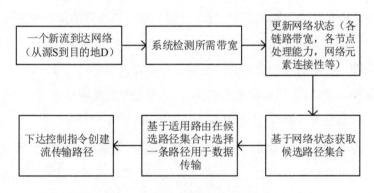

图 5.1　多路径传输路由流程图

5.1.1　数据链路层

链路聚合是一种工作在数据链路层的多路径传输技术，它是一种将一组独立的链路（以太网）捆绑在一起的方法，这些捆绑的链路构成一个单一的逻辑链路，可以像一个链路一样工作。在远程医疗网络中，当拥有冗余的以太网端口交换机时，可以将这些冗余的端口与另一个拥有冗余端口的交换机进行绑定聚合，从而增加通信带宽，同时在这些链路之间平衡流量以提高传输性能。使用链接聚合除了具有提升带宽、负载均衡的用途，还有在单个链接失败时提供快速透明的恢复的用途。

聚合链路对远程医疗网络上层完全透明，上层协议不需要了解链路聚合的实现细节，使用聚合后的逻辑链路和使用普通的物理链路不存在区别。组合在一起的一组端口称为链路聚合组（Link Aggregation Group，LAG）。

远程医疗网络中决定数据包沿着哪一条链路发送的规则称为调度算法。而采用的主动监控协议称为链路聚合控制协议（Link Aggregation Control Protocol，LACP），允许设备从链路聚合组中添加或移除链接。

链路聚合组中所有链路必须是一种以太网类型（10M/100M/1000M/10G/25G），而且它们必须完全相同。也就是说，LACP 无法在两个 1000Mbit/s 以太网链路和一个 100Mbit/s 以太网链路之间平衡流量。同时，所有链路都必须以同样的方式配置，不能混合使用双工设置或不同的 VLAN 配置或队列特性。

链路聚合的一个重要概念是，属于任何单独会话连接的所有数据包在上行或下行时都应该沿着同一条链路传输，否则传输的数据包将会出现无序，给上层应用带来问题。链路聚合的大多数调度算法使用输入数据包第 2、3 层头部字段来进行简单的哈希计算，以获取输出链路端口。最常见的哈希输入有源和目标 MAC 地址、源和目标 IP 地址，或者两组地址的组合。

网络设备的负载均衡算法是可以设置的，通过链路聚合连接的两个设备不需要就负载均衡算法达成一致。当不希望负载均衡算法达成一致时，可选择一种尽可能随机化数据包的算法。这样就可以期望公平地使用所有链路，从而提供最好的性能。

链路聚合的 IEEE 标准过去被称为 IEEE 802.3ad，但现在是 IEEE 802.1ax。此外，一些供应商也开发了他们自己的专有变体。通过链路聚合控制协议，链路聚合的设备间交互相关信息（如端口编号、优先级等），从而决定哪些链路可以加入链路聚合组，使设备双方选中的链路保持一致。

链路聚合技术通过合并多条物理链路带宽来提升带宽利用率。在数据流传输过程中，将数据包动态分配到各物理链路中传递来实现负载均衡。当逻辑链路中的一条物理链路发生故障时，其所承担的数据传输任务可由逻辑链路中其他物理链路承担，从而增强了数据传输的可靠性。

链路聚合工作在数据链路层，是点到点的数据通信，因此当点与点之间某一链路出现繁忙或者故障时，可以通过转移流来获取网络传输性能的提升。但当网络中某个节点发生拥塞时将不会起到任何缓解效果。链路聚合示意图如图 5.2 所示。

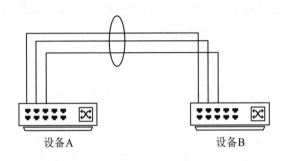

图 5.2　链路聚合示意图

5.1.2　网络层

ECMP 是一种在当前网络中广泛使用的网络层路由措施，由数据流传输途径中支持 ECMP 的路由设备实施。ECMP 中允许相同会话或同一流中的流量（即具有相同源和目的地的流）通过成本相等的多条路径传输。ECMP 作为一种多路径传输机制，可通过充分利用到同一目的地的链接上未使用的带宽来平衡网络流量和增加带宽。

在路由技术中，当转发输入的数据包时，要决定转发到哪条路径对应的接口。在决定下一跳路径时，路由算法将使用流中包的头部字段作为输入。在 ECMP 中，基于路由度量的计算和哈希算法来识别等价路径并决定流的下一条路径。

ECMP 中相同代价的路径具有相同的度量值，也就是说其网络代价相同。ECMP 确定一组可达目的地的路由器，其中每一个路由器下一跳的网络代价成本相同，这组被确定的路由被称为 ECMP 集。因为只定位下一跳目的地，ECMP 就可以和大多数路由协议一起使用。当路由表包含具有相同成本的同一目的地的多个下一跳地址时，就形成了等价多路径集合（成本相等的路径）。

ECMP 是一种流中数据包跨多条成本相同路径传输的机制，目的是实现均等分布的链路负载共享。在 ECMP 中，为避免产生由多路径传输导致的接收端数据包乱序，可采用基于流的路径分配方式。也就是说，同属于一个流的数据包总是被递送到同一条路径中。ECMP 示意图如图 5.3 所示。从图 5.3 中可以看出，两条流到达同一个 ECMP 使能路由器，该路由组内显示有两条等价路径，基于流分配模式，流 1 分配到上端的路径，而流 2 分配到下端的路径。

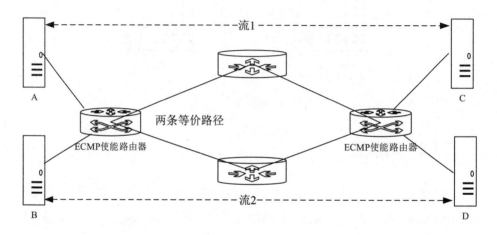

图 5.3　ECMP 示意图

基于流的分配方式简化了接收方的处理，但同时弱化了 ECMP 的负载均衡功能。例如，当有 n 条流到达 ECMP 使能路由器时，n 条流有 2 条等价路径可选，基于流的分配方式，每条路径将会分配 $n/2$ 条流。实际中，2 条路径的等价只是在某种度量下的相同，其延迟、带宽等网络传输参数多存在不同。基于流的分配方式，同一流将沿同一路径传输，这保证了流中数据包传输路径性能的统一，从而不会造成数据包乱序。基于流的分配方式可能导致链路利用率不高（如带宽），这是由于路径的性能是动态变化的，若在分配初期，路径的利用率可达到100%，而在传输过程中，一条路径的带宽发生变化，此时 ECMP 并未及时调整，将导致整体带宽利用率的下降。

5.1.3　传输层

目前，远程医疗网络中的大多数应用在数据传输中使用基于 TCP 协议的面向连接数据传输服务，传输层 TCP 协议使用单一的路径来实现端到端间数据的传输。但是，单一的路径传输方式已渐渐不能满足目前远程医疗系统应用对传输性能的要求，如带宽、可靠性、容错性等。这种单一路径传输存在的不足使多路径传输成为远程医疗网络传输的一种趋势。多路径传输可以很好地解决单一路径传输的一些缺陷，可以汇聚较多网络资源，使用一组而不是单一路径为一个系统应用服务。这种拆分数据通过多路径传输为医疗信息的传输提供了较高的可靠性、容错性和带宽。

通过多路径传输，医疗应用可以更好地使用网络资源和多样性路径，实现所需的服务质量（Quality of Service，QoS），并改进用户体验质量（Quality of Experience，QoE）。本节主要讨论远程医疗网络在传输层使用多路径的传输问题。在传输层实施多路径传输非常适合具有多种网络访问技术的医疗终端设备（如同时配置 Wi-Fi 和 4G/5G 的移动医疗设备）。使用多条路径进行信息传输，移动医疗设备可以提高应用的可靠性，实现一种通信模式到另一种通信模式的无缝切换。当一种通信模式不能使用时，移动医疗设备可以灵活地切换到另一通信模式，同时终端可以选择使用更加便宜的通信模式来降低费用，如 Wi-Fi 优先。将几种低带宽的通信模式汇聚起来，可以使医疗设备支持高带宽应用。目前，MAC iOS7 系统、Linux 系统均已经提供了对 MPTCP 协议的支持。目前，基于 Linux 系统开发研制的医疗终端设备众多，而苹果系统和安卓系统是目前应用于移动设备中占比最大的两个操作系统，这对于多路径数据传输在远程医疗网络中的应用是一种巨大的促进。

在云计算普及的当下，远程医疗数据中心成为远程医疗系统核心的基础设施之一，多路径数据传输在远程医疗数据中心同样得到了应用。在数据中心网络采用的拓扑结构对多路径传输具有更好的支持。例如，GRIN 通过进行较小的拓扑更改，使用 MPTCP 实现了有效的数据中心网络利用率。Raiciu 等表明，开发利用路径的多样性，Amazon EC2 的吞吐量是单路径的三倍。为了进一步强调多路径在传输层的重要性，接下来详细描述它的一些价值。

通过在传输层使用多路径获得的四个主要益处如下。

（1）负载均衡。传统负载均衡通常是在网络层进行操作，网络管理者通过调度流的路由，避开网络中的拥挤热点。然而，在网络层实施的流量工程可能造成网络路由的不稳定，甚至引起振荡。通过一个简单的例子来解释这一现象。假设一个医疗终端到另一个终端的流正在使用一条路径 A 进行信息传输，且该路径出现拥塞，而此时源终端到目的终端的另一条路径 B 情况要稍好于 A，那么网络层实施的流量工程可能会直接将流从 A 调度到 B，此时 B 的情况由于新流的加入变得拥塞，而 A 路径由于流的调出，情况变得比 B 要好，此时网络层实施的流量工程依据此又将流从 B 调度至 A，从而导致路由振荡和不稳定。

在传输层，实施面向连接的可靠传输协议可基于终端的拥塞控制窗口机制逐步提升终端发送到网络中的数据速率，增加测量所得往返延迟（Round-Trip Time，RTT）逐步增加控制窗口的尺寸，这样可以实现更平稳的路径变换。因此，在传输层使用多个路径可以实现更好的负载均衡特性，这是因为传输层控制位于医疗终端，可以获得更多有关远程医疗网络端到端的可用带宽、RTT 等信息。特别是，多路径传输控制协议被设计用于将流量从拥塞路径转移到不那么拥塞的路径。与此同时，不那么拥塞的路径上的丢失率增加，拥塞路径上的丢失率降低，总的结果是整个网络的丢失率趋向于均衡。

（2）资源池化。资源池化是汇聚所有资源的能力为单一资源，这种思想在互联网中得到广泛应用。具体地说，为传输层的多个路径的池化提供了比每个单独路径更好的聚合路径特性（如带宽、延迟和 RTT）。资源池允许通过动态分配资源来有效地使用远程医疗网络资源，以满足流量激增等情况。数据通信完成后，资源返回池中。资源池化使网络比使用单条路径具有更高的可靠性和健壮性。在单路径医疗应用程序中，如果一条路径失败，那么可以使用其他路径。然而，主路径的失败会导致医疗应用进程的暂时中断，直到另一条路径被建立。另外，多路径的池化使网络透明地将流量从差错路径转移到无差错路径，从而不中断当前医疗应用。

（3）多样化。多样化是一种部署在远程医疗网络数据中心网络、无线网络中，用于提高网络性能的技术。已有的研究表明，在网络通信中，源和目的地间默认选择的单一路径通常不是最优路径，在 30%～80% 的情况下存在可用的替代路径比默认路径性能更好。通过利用多路径路由的路径多样性，可以实现包括带宽聚合和可靠性在内的性能增强。通过考虑不同路径特征（如拥塞窗口的大小、RTT和带宽），在传输层进行流分割，可以进一步增强流量工程的作用。对远程医疗网络中的应用数据传输来说，与单一路径相比，多路径传输利用异构路径的特点，可以实现更高的吞吐量和差错恢复能力。在远程医疗应用中，多路径路由的路径多样性有助于克服数据包丢失和延迟等问题。

（4）在未来远程医疗网络体系结构中的角色：使用多条路径可实现不同类型网络接入间的无缝切换，如 4G 和 Wi-Fi，实现云中虚拟机的无缝迁移。5G 网络中为了实现更多的带宽，采用并行多路径数据传输，同时提供健壮性和可靠性。此外，使用多个路径也可以满足云吞吐量和连接弹性增加的需求。

传输层多路径数据传输在当前和未来远程医疗网络体系架构中具有重要意义，要实现成功部署多路径传输，能够在多样网络环境（有线和无线）中有效地进行工作，仍需要解决一些问题。一方面，使用多条路径传输时，路径间的延迟不同将导致在接收端接收到的数据包的顺序与发送端发送的顺序不同，产生包乱序问题，这就需要在接收端建立相应的缓冲来存储数据包，并重新对接收的数据包排序，重构传输的数据流。如果接收端不考虑多路径传输中路径传输性能的差异，就可能出现不必要的重传输（非丢包引起的重传）。这些不必要的重传不仅浪费带宽，而且违背了最小化网络拥塞的原则。另一方面，要处理好多路径传输流与其他方式传输流间的公平性，这里所讲的流通常指的是 TCP 流，这是因为它占整个远程医疗网络应用流量的大部分。接下来，本书通过一个简单的例子来说明。远程医疗网络中有两个通信对，其中一个源和目的地之间有多条路径，而另一个只有一条路径连接源和目的地。如果这两个流所使用的链路上均没有拥塞，那么就不存在关于公平性的问题。然而，在出现瓶颈链路的情况下，在网络数据传输中，通信对采用多路径比采用单路径传输更有优势，因为它的带宽可达到单一路径的数倍。

目前,基于传输层的多路径传输方案设计是各层多路径传输方案设计中关注最为广泛、研究最多的。总的来说,目前研究较多的基于传输层的多路径传输方案主要有两类,即 SCTP 和 MPTCP。

1. SCTP

传输层多路径路由中 SCTP 是一个值得关注的协议。SCTP 是可靠的面向连接的传输层协议,在协议中结合传统 TCP 协议的许多特性,如差错检测、丢包重传和基于窗口的拥塞控制等。此外,在 SCTP 中增添了多宿主和多流等概念。SCTP 连接被称为偶联(Association),概念比 TCP 连接要宽泛得多。在 SCTP 建立偶联时,允许通信双方端点交换一组传输地址(即多个 IP 地址和一个 SCTP 端口),通过使用每个端点列表生成源-目的地址的组合来确定所有可能的传输路径。尽管建立多条路径,但是 SCTP 在信息传输时,选用其中一对 IP 地址即单一路径作为主路径进行信息传输,其他路径作为备选路径,在重新传输或在主路径失败的情况下使用。

为确保备选状态,SCTP 同时发送心跳探测包检测所有备选路径,并根据心跳 ACK,将它们标识为活动或非活动状态。SCTP 的单一路径传输设计,可以更好地与网络中其他传输层协议(如常用的 TCP 协议)共存。

但是,由于多路径路由具有一个显著的优势,即可实现负载均衡。此外,多路径传输可聚合带宽,带来更好的网络传输性能。因此,出现许多基于 SCTP 的扩展协议,如 PA State SCTP(PA SCTP)、Westwood SCTP(W-SCTP)、负载共享 SCTP(Load-Sharing SCTP,LS-SCTP)、并发多路径传输 SCTP(Concurrent Multipath Transfer SCTP,CMT-SCTP)和无线多路径 SCTP,实现带宽聚合、负载均衡等。

SCTP 是基于连接的传输层协议,工作的具体细节包括连接建立、流控制、序列号分割、ACK 和流调度机制等。在 SCTP 中使用 4 路握手——INIT、INIT ACK、COOKIE ECHO 和 COOKIE ACK 来设置连接。通过 INIT 块发送关联设置请求。Cookie 包含端点信息(如 IP 地址、窗口大小),通过 INIT ACK 和 COOKIE ECHO 消息在端点之间传递。最后,COOKIE ACK 结束连接。

SCTP 中的流量控制可以是基于每个偶联的，也可以是基于每条路径的。在偶联流量控制中，偶联包含的所有路径共享与维护同一个缓冲区，如果必须依照每条路径执行流量控制，那么需要为每条路径单独开辟并维护一个缓冲区。标准的 SCTP 是基于偶联实现的流量控制，某些扩展功能的 SCTP 变体实现了基于每条路径的流量控制。与 TCP 协议类似，SCTP 使用称为传输序列号（TSN）的单个序列空间来检测丢失的数据包，并在接收端重建数据。同时，为了达到相同的目的，一些 SCTP 变体使用双重序列号空间，即每条路径维护一个称为路径序列号（PSN）的序列空间，偶联维护一个称为偶联序列号（ASN）的序列空间。此外，一些 SCTP 复体还使用三层序列空间，即 PSN、ASN 和每个流维护的流序列号（FSN）的序列空间。当使用具有不同路径特征的多条路径进行数据传输时，传输可能会导致接收端数据乱序，产生不必要的快速重传，这种重传不是由丢失的数据包造成的，而是由数据包的延迟造成的。SCTP 使用选择 ACKs 和延迟 ACKs 来解决这个问题。设计合适的流调度机制也可以减少不必要的快速重传问题。循环调度是最简单的流调度技术，但它没有考虑路径的异构特性（如可用带宽、RTT 和拥塞窗口的大小差异）。基于此，出现了加权轮询（Weight Round Robin，WRR）和前向预测调度（Forward Predictive Scheduling，FPS）等方法来减少接收端数据包的重排序。WRR 执行流分割，目的是在多个路径上最大限度地提高总吞吐量。当可用路径具有相似的特性时，该方案最为有效。FPS 通过依据每条路径上产生的延迟在多个路径上调度数据来减少接收端数据的重新排序，从而使到达接收端的数据保持其原有顺序。综上所述，标准 SCTP 使用单一路径，不需要任何流调度机制。

除了不必要的快速重传，另一个重要的问题是线头（Head of Line，HOL）阻塞问题。HOL 阻塞是应用程序对高序列号数据包的处理由于低序列号数据包到达延迟而被延迟的现象。SCTP 引入了流的概念来缓解 HOL 阻塞问题。流本质上是一个子流，它可以使 SCTP 将传输可靠性与消息顺序传输解耦。这种解耦是通过使用流序列号（SSN）实现的，它确保在流中有序传递，而无序传递可以跨流发生。因此，流中对高序列号数据包的处理仅受到属于同一流的低序列号数据包未达的限制。因此，HOL 阻塞问题被缩减到一个流，而不是整个偶联。

在 SCTP 中有一个变体，即动态地址重配置 SCTP（Dynamic Address Reconfiguration SCTP，DAR-SCTP）。DAR-SCTP 提供了从偶联中动态添加或删除 IP 地址的能力。SCTP 与 DAR 结合称为移动 SCTP。特别地，移动 SCTP 被设计为通过能够添加、删除或更改 IP 地址来支持移动环境中的传递。但是，它不支持宿主。Budzisz 等基于检查移动 SCTP 偶联的两条路径之间的数据分布，提出通过并发多路径传输增强 STCP 对切换场景的适用性。

SCTP 本质上提供可靠的数据传递服务。然而，为了支持实时应用，提出了部分可靠的 SCTP。此外，为了使 SCTP 对服务质量可感知，有人提出了无线多路径多流 SCTP，根据 QoS 要求将流分组为子流。

在网络数据通信中，更多的用户倾向于使用 TCP 协议。TCP 协议应用广泛，且得到各类系统的支持，而大多数网络防火墙等对 STCP 并不天然支持（常常会将其过滤掉），因此 SCTP 并没有被广泛应用。尽管 SCTP 是个明显失败的多路径传输协议，但其为多路径研究奠定了坚实的基础，促进了 MPTCP 的发展。

2. MPTCP

2009 年，IETF 工作组提出 MPTCP，基于广泛应用的 TCP 协议实现多路径传输。MTCP 基于终端设备的多个接口建立多条连接（路径），通过调度算法将来自应用的数据流分配到这些连接上。MPTCP 协议栈如图 5.4 所示。MPTCP 位于应用层和网络层之间。MPTCP 的内部实现细节对于应用层透明。在 MPTCP 中，典型的 TCP 会话提供每条路径传输，从而可兼容现有的 TCP 传输。MPTCP 与当前的网络基础设施兼容，它既可以使用多路径进行数据传输，又可以在与传统数据传输发生冲突时无缝地退回到常规 TCP 协议来支持中间件。MPTCP 同时兼容现有的应用程序（如 MPTCP 支持套接字 API）。MPTCP 的特性保证了它可以成功部署在当下及未来的网络中。基于多个网络接口，MPTCP 递送流量并实现负载均衡。MPTCP 连接可以建立一个或多个流，这些流每一个都看起来像一个普通 TCP 网络连接。

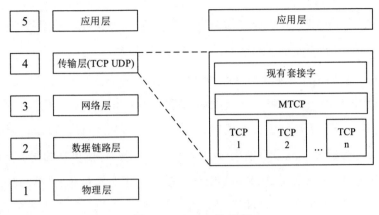

图 5.4 MPTCP 协议栈

同样的，MPTCP 需要建立连接、流量控制、多序号空间 ACK、流调度机制等。通过 MPTCP 传输数据，通信双方先要建立连接。在 MPTCP 中，通过三路握手建立连接，就如同典型的 TCP 协议一样。与 TCP 协议不同，MPTCP 同时建立多个连接，包括一个主连接和多个子连接，这些连接均与传统的 TCP 连接相似。在连接建立完成后，应用层的数据即可进行传输。在此过程中，MPTCP 对多条路径实施统一管理，包括数据包调度、拥塞控制等。

需要特别指出的是，TCP 头的 options 字段中的 MP_CAPABLE 选项标识端点使用的通信协议是 MPTCP 或者 TCP。为了向连接添加子流，需要使用 MP_JOIN。此外，唯一的令牌与每个连接相关联，并且使用该唯一令牌将额外的子流添加到一个特定的连接中。

MPTCP 基于多条传输路径可提高吞吐量和容错率，其吞吐量为进行数据传输路径的聚合值。但某一条路径出现传输错误时，重传数据包可重新选择传递路径。当一条路径出现故障时，流量可以转移到并行的其他路径中。

综上所述，执行的流量控制可以是基于每个连接的，也可以是基于每个子流的。但是，基于子流的流量控制可能会发生死锁。假设 MPTCP 连接建立了两个子流（或路径）。其中一条路径由于中断而停止，同时与第二路径对应的接收缓冲区的容量已被填满。在这种情况下，不能将来自路径 2 的数据包发送到应用程序，这是由于路径 1 的数据包丢失了。此外，在路径 2 的窗口中已没有空间重新发送路径 1 丢失的数据包。为了避免这种死锁情况，MPTCP 使用基于连接的流量控制，即使用共享缓冲区对所有路径进行流量控制。

MPTCP 使用两个单独的序列号空间：每个子流的称为子流序列号（SSN），用于检测数据包的丢失；每个连接的称为数据序列号（DSN），用于在接收端重构原始消息。子流级数据通过数据序列号映射在连接级序列，以检索原始消息。MPTCP 在连接级和子流级都使用 ACKs，以便为用户提供可靠的服务。MPTCP 在子流级使用选择或累计 ACKs。MPTCP 提供了带宽聚合和通信弹性，但不同的路径特性会导致接收端的数据包出现乱序，这是由数据包沿着丢失和延迟属性不同的路径递送造成的。这种无序的数据传输在接收端将导致不必要的快速重传、浪费有用的带宽、HOL 阻塞问题，并造成拥塞窗口大小不必要减少。为了减少数据包重排序问题，已有文献提出了一些基于调度的解决方案，通过在发送端无序递送数据来保证目的端有序接收数据。例如，Yang 和 Amer 提出了一种基于单向通信延迟的 MPTCP 调度器。Le 和 Bui 基于同样的思想，实现了基于前向延迟的分组调度算法，该算法基于递送方向（即发送方到接收方）各路径的延迟和带宽估计，在多路径上传输数据包。

HOL 阻塞是一个严重的问题，在一些网络状态下它可能会恶化。SCTP 通过使用流的概念来处理这个问题，而 MPTCP 直接从 TCP 协议继承了这个问题。Li 等试图通过将网络编码引入子流来弥补 HOL 阻塞问题带来的不良影响。系统编码 MPTCP 使用冗余编码包来缓解不必要的快速重传问题，同时最小化编码/解码操作。Zhou 和 Shi 认识到数据无序传输的主要原因是在多个路径上观测到端到端延迟的差异。这一观察结果为拥塞窗口适配 MPTCP（Congestion Window Adaptation MPTCP，CWA MPTCP）提供了依据，它调整每个子流的拥塞窗口，以保持在多个路径上几乎相同的端到端延迟。

基于 MPTCP 的基本传输机制，MPTCP 同时支持切换、实时流量和 QoS。Paasch 等研究了 MPTCP 用于移动/ Wi-Fi 切换的可行性。具体地说，在智能终端中使用多个接口可提供更好的吞吐量，但需要以高能耗为代价。与 Da-SCTP 一样，MPTCP 也可以从连接中添加或删除 IP 地址。Paasch 等对三种切换模式进行了研究和评价，考虑到不同的用户需求（如高吞吐量、电池寿命和流量定价），他们在论文中提出了 Full-MPTCP、Backup 和 Single-Path。MPTCP 最初被设计为完全可靠和完全有序的,这使它不适合实时通信。为了实现对实时通信的支持,Diop 等提出了具有部分可靠性的、能够支持实时应用（如交互式视频应用）的QoS-MPTCP。

MPTCP 向后兼容当前广泛应用的 TCP 协议。基于多宿主主机的多个网络接口进行多路径并行传输,相比单一 TCP 协议,MPTCP 可以获得吞吐量的显著提升。在路径差异性不大的情况下,MPTCP 吞吐量约为各路径吞吐量之和。但当路径传输性能存在大的差异时,该值将显著下降。

总的来看,多路径数据传输技术一直是一个被广泛关注的研究课题,在协议栈各个层次上均有应用和研究成果推出。然而,由于多路径传输的复杂性,其发展成果和预期仍有很大的差距。基于单一层次的多路径传输存在明显的不足,如基于数据链路层实现的链路聚合完成的是点到点链路之间的聚合带宽,若链路出现瓶颈,则无法实现带宽聚合;基于网络层实现的 ECMP 及基于传输层的 MPTCP 在使用的路径集合中路径差异性大时,传输性能明显下降,而 SCTP 与当前广泛应用的传输协议不兼容,SCTP 与 MTCP 都需要操作系统的支持等。这些问题在传统僵化、难以创新的网络中很难解决。在软件化网络技术发展的当下,各种网络创新不断涌现,多路径数据传输也将迎来快速的发展。基于 SDN 架构构建的远程医疗网络面对更加复杂的情况,如设备多样化、服务需求差异化使多路径传输应用一方面具有很好的应用前景,另一方面在医疗终端通信中存在巨大的挑战。

5.2　多路径路由调度模式

在多路径路由中,同一数据流中的数据包可分配在网络中的多条路径中传输,而所有数据包仅沿着一条路径传递。多路径路由调度模式就是在数据传输过程中将待传输流量按照一定的规则分配到不同路径递送,从而使多条路径协同完成数据传输任务的策略。其在满足传输要求的情况下,往往可以达到一项或几项传输性能的最优。

与单一路径传输不同,采用多条路径传输时,由于路径的传输性能存在差异,若将单一流分配在多个路径上传输,传输性能将面临诸多挑战。例如,对于面向连接的可靠性传输,当路径的延迟差异大时,将造成数据传递后,接收端接收数据包的顺序与发送端发送数据包的顺序不同,也就是数据包乱序问题,在递交上层应用前,这些包必须进行重新排序,严重的乱序将使通信流程复杂化,降低整个流的通信性能。对于主要目标是实现负载均衡的多路径路由,其路径调度需要依据网络中多条使用路径的可用带宽的动态变化进行调度。当使用的一条路径带宽下降到路由协议规定门限值以下时,调度算法应及时地将该路径上分配的流量转移到其他状态较好的可用路径上。

目前针对多路径传输的研究提出了多种流量调度模式,主要的调度模式包括轮询调度、加权轮询调度、哈希调度、基于预测调度等。由于远程医疗网络通信的复杂性,需要根据具体情况加以选择。

5.2.1　轮询调度

在轮询调度(Round-Robin,RR)中,每条路径通过轮询为输入流提供传输服务。轮询调度是一种以实现全局公平性为目的的调度策略,每条路径通过循环轮询的方式向输入流提供数据包传输服务。如果一个输入流被提供了使用一条路径的机会,但是没有准备好信息包,那么这个路径将被提供给下一个流,直到找到一个准备好的流。

轮询调度的主要优点是简单。轮询调度不考虑多路径集合中路径传输性能的差异,如带宽、延迟等传输特性的差异,只是简单将输入流循环分配到各路径递送,各路径获得传递的机会均等,没有优先级高低的差别。显然,这种简单性是以缺乏灵活性为代价的。

由于轮询调度易于实现,在 ECMP、CMT-SCTP 和 MPTCP 中均可以采用轮询调度。对于传输层多路径传输,各路径的拥塞窗口设置值相同,当接收到上层应用传输数据的请求时,数据包依次填充满每条路径对应的拥塞窗口。MPTCP 轮询调度如图 5.5 所示。

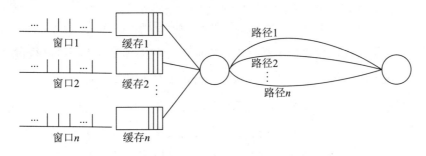

图 5.5　MPTCP 轮询调度

由于轮询调度完全没有考虑多条路径存在传输性能的差异，当这种差异小时，数据传输性能良好，但随着差异的增大，数据传输性能会快速下降。

5.2.2　加权轮询调度

轮询调度在路径选择中没有考虑承担流传输路径间的差异性（如路径容量和延迟），同时每条路径特性在传输期间是动态变化的。为获得更好的传输性能，加权轮询调度（Weight-RR，WRR）将这些因素考虑到路径的选择中。

最小 RTT 优先轮询算法是一种基于传输延迟的加权轮询调度算法。该算法中，用于传输流的路径集合中的各路径按照 RTT 值的大小设置优先级序列。当进行路径调度时，先发送数据包到 RTT 最小（优先级最高）的路径，在其窗口填充满后，再发送数据包到 RTT 大一些的路径。也就是说，轮询调度按照 RTT 大小设置的优先级序列依次向各路径发送数据包。该算法优先使用 RTT 小的路径，让其承担更多的流传递任务，具有最小 RTT 的路径承载更多的数据，从而具有一定的负载均衡效果。

在面向连接的可靠多路径路由中，发送数据选择的路径与确认包返回的路径存在不对称性，使用 RTT 设置优先级忽略了这种情况。基于此，出现了根据单向延迟大小设置优先级的基于前向延迟的分组调度（Forward Delay-Based Packet Scheduling，FDPS）。由于各路径的单向延迟无法测量获取，FDPS 采用了各路径单向延迟差作为路径优先级排序的依据。

每条路径的传输延迟不同会导致接收方收到的数据包顺序与发送方发送数

据包的顺序不同，产生乱序。依据协议栈的分层原则，在递交给上层协议前，这些接收端发生的乱序包需要重新排序。因此，将传输延迟性考虑到路径调度中，可以在一定程度上简化乱序处理，从而提升流整体的传输性能。

加权轮询模式在传输性能上优于轮询模式，并且可以简化乱序处理。由于网络中路径状态是动态变化的，因此加权轮询模式需要对路径进行实时监测，并依据监测值实时更改各条路径的权值。但当路径差异较大时，路径利用率仍会显著降低。

5.2.3　哈希调度

在哈希调度中，在为数据包选择所要使用的路径时，先将可用路径进行编号，然后通过数据包中选定的字段进行哈希计算得到传输所使用的路径编号。譬如，广泛使用的 ECMP 中多采用哈希调度为数据包选择路径。假设一台支持 ECMP 的路由器的路由信息库（RIB）有多条到单个目的地的等价路径，设置等价路径的值为 k。ECMP 先从 RIB 中选择 k 条最佳的等价路径复制到转发信息库（FIB）。然后，ECMP 根据哈希算法确定在此会话期间路由器将使用 FIB 中的 k 条路径中的哪一条作为承担会话流传输的路径。

基于哈希算法对到达的会话进行路径选择，哈希算法使用数据包头部的信息进行哈希计算，如源和目的地址。因为给定会话中的每个流的头包含相同的源和目的信息，所以这些选项对会话进行优先级排序。如果选择 IP 哈希算法，哈希可以基于源地址和目的地址，或者哈希可以仅基于源地址。使用仅基于源地址的 IP 哈希算法将导致属于同一源 IP 地址的所有会话始终选用多个可用路径中的同一路径。因此，路径被认为是具有关联性的，并且在必要时更容易排除故障。如果同一个目的地有大量会话，并且它们没有均匀地分布在 ECMP 链接上，那么同时可以选择设置一个散列种子值来进一步随机分配，实现负载均衡。

在哈希算法中，通常使用流的源/目的 IP 地址、源/目的端口等信息的组合作为哈希函数的输入。哈希函数的输出就是流对应的编号值。当 ECMP 具有 k 条等价路径，各路径编号应在区间$[0,k-1]$范围内，若流编号超过 k 则需要进行模运算,其余数就是该流将分配的路径。采用哈希调度可保证同一流分配到同一路径。这种基于流的调度优点在于确保了流中数据包的有序传输,但考虑到各路径及流的差异性,这种调度难以达到最优负载均衡。

5.2.4　基于预测的调度

将数据从源可靠地传输到目的地是远程医疗网络的基本功能之一,传输层使用最广泛的是面向连接的可靠的 TCP,网络中大部分的应用使用 TCP 传输数据流。MPTCP 是传输层利用多路径提供面向连接的可靠的传输层协议,因此它的推广使用具有很大的应用价值和研究价值。有关 MPTCP 的路径调度策略具有广泛的代表性,下面讨论的预测调度如无特别说明,其应用场景为 MPTCP。

MPTCP 连接使用 TCP 三路握手创建一个单独的子流(连接路径),并在连接设置阶段发现是否可以启用 MPTCP。如果当前连接能够支持多路径,那么可以根据每个端点的网络接口数量创建额外的子流(连接路径)。MPTCP 维护两种类型的序列号,即子流序列和数据序列,以提供数据传输的可靠性和流的全局排序。每个子流(连接路径)维护自己的子流序列,以便在子流上执行丢包检测和基于此实施的数据重传。MPTCP 调度在输出队列中对数据包进行分配处理,并根据调度策略将其放在每个子流(连接路径)上。由于每个子流连接路径具有不同的 RTT,数据包可能在 MPTCP 接收端无法保证按序接收。因此,数据序列号保持在整体连接级别的排序,以便在接收缓冲区对数据流进行全局重组。

影响 MPTCP 传输性能的主要因素有两个,分别是拥塞控制和数据包调度。MPTCP 拥塞控制通常会将尽可能多的流量从最拥塞的路径中移走。也就是说,MPTCP 通过测量每个路径的发送速率,在拥塞较少的路径上增加拥塞窗口,以增加该路径中的流量分配。当前 MPTCP 中应用的拥塞控制算法有链接增长算法(Link Increase Algorithm,LIA)、机会链接增长算法(Opportunistic Link Increase Algorithm,OLIA)、加权维加斯(Weight Vegas,wVegas)等。

数据包调度负责将数据包分配到多个创建的子流连接路径上,通过设定拥塞控制算法可得到每条路径的拥塞窗口大小。MPTCP Linux 系统内核的默认调度策略是最低 RTT（Low-RTT）优先策略。在此策略下，路径调度总是选择可用路径中 RTT 最低且拥塞窗口有足够多空间的路径。当拥塞窗口没有空间时，调度器选择下一个最低 RTT 路径。在许多情况下，此策略比 RR 调度策略工作得更好。

在数据传输中，不同大小的流在不同调度策略下传输性能可能存在较大差异，如一个小流的传输性能更多依赖于路径传输延迟，受带宽影响较小。当传递小流时使用 RTT 优先调度算法，数据流首先选择 RTT 低的路径，若此路径的拥塞窗口不能满足整个流的发送，则其需要选择另一条 RTT 较大的路径传输，此时可能导致传输性能不高。接下来，通过一个例子来说明。假如有两条路径 P1 和 P2，路径对应的延迟分别为 RTT1 和 RTT2，RTT2>>RTT1，拥塞窗口分别是 CWND1 和 CWND2，流包含 CWND1+1 个包。在使用 Low-RTT 调度时，基于 CWND1 的 1 个数据包通过 P1 传输，1 个数据包通过 P2 传输，由于 RTT2>>RTT1，则流传输完成时间约为 RTT2。若只使用 P1 传输，则流传输完成时间为 2×RTT1。当 RTT2>2×RTT1 时，显然基于 Low-RTT 调度的多路径传输性能弱于单一路径传输性能。

本节研究如何在多路径数据传输中有效地路由数据包，包括流分配和包调度两种流量拥塞控制技术。流分配机制定义了数据流在多条不相交路径上的最优分配。通过适当地安排所有数据包的发送顺序，如根据它们预期到达目的地的时间，可以显著减少重排序延迟和重排序缓冲区的使用。该技术在不同路径配置下可降低平均端到端路径延迟、平均数据包重排序延迟和平均重排序缓冲区占用。

多路径路由的关键是如何为每条参与路径分配适当的流量，以达到期望的目标，如最小化平均端到端路径延迟。基于预测的调度策略先通过各种预测方法对路径的 RTT、拥塞程度等路径参数进行预估，然后优先选择路径质量最好的或者按照一定的配比将数据包分发到不同的路径中。几种常见的预测调度算法如下。

1）基于 RTT 预测的调度算法

Low-RTT 是一种通过监测路径集合中各路径间 RTT 的差异，动态调整数据包发送路径的调度算法。在此方法中，RTT 较小的路径获得更多发送数据包的机会。在 MPTCP 中使用最小 RTT 路径调度，可以有效减少接收端数据包乱序程度，改善流的整体传输性能。

图 5.6 所示为轮询调度和 Low-RTT 调度示意图。假设 MPTCP 可用路径集合中有两条路径，分别标识为 P1 和 P2，其 CWND 大小相同为 2，两条路径的 RTT 之间的关系为 RTT2=3RTT1。若采用轮询调度，则数据包（Data Packet）1、2 分配到 P1，数据包 3、4 分配到 P2，接收端接收到数据包 1、2 后返回 ACK 包进行确认。发送端在接收到 ACK 包后，发送数据包 5、6 到 P1，由于当数据包 5、6 到达接收端时，数据包 3、4 仍未到达，此时数据包发生乱序。接收端需要将数据包 3、4 缓存起来等待数据包 5、6 到达。

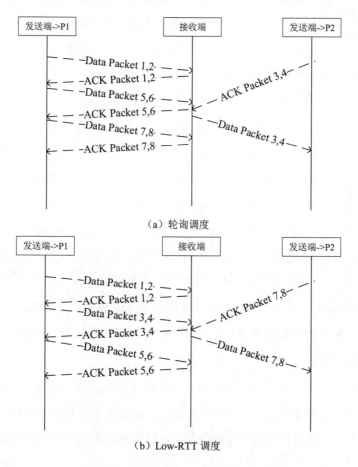

（a）轮询调度

（b）Low-RTT 调度

图 5.6　轮询调度和 Low-RTT 调度示意图

基于 RTT 预测路径调度算法通过分析路径 RTT，可以预估将要出现的乱序，据此调整发送数据包的顺序。首先，发送端数据包 1、2 分配到路径 P1，然后数据包 7、8 分配到路径 P2，当接收端收到数据包 1、2 的 ACK 包，再发送数据包 3、4 到路径 P1，接着收到数据包 3、4 的 ACK 包，发送数据包 5、6 到路径 P1，此时数据包 5、6、7、8 的 ACK 包到达发送端，开始新一轮循环发送。接收端按序接收 1～8 号数据包。显然，这只是在 RTT 及 CWND 保持不变的情况下才可达到的，但在实际数据传输中，RTT 和 CWND 处于动态变化中，需要及时做出调整。

2）基于路径延迟预测和拥塞窗口的调度算法

由于路径传递延迟的不同，多路径传输会导致接收端的乱序，因此在将数据递交上层协议前需要在接收端对数据包进行重新排序，故在接收端开辟了缓冲区来存储等待顺序中缺失的数据包，当缓冲满时，未等到需要的数据包，缓冲区将阻塞。同时，由于每条路径的容量不同、对应的 CWND 不同，因此在每条路径上传递的数据包数量也不同，这将影响发生阻塞的程度。

考虑到路径集合中路径性能的差异性，DAPS 利用路径传递延迟时间（RTT/2）和拥塞窗口（CWND）的大小比值来确定每条路径下一次发送时应该分配的数据量，从而减少数据包到达接收端的乱序程度，减少 HOL 阻塞。

在 DAPS 算法中，假设 MPTCP 可用路径集合中包括两条路径 P1 和 P2，与这两条路径相关的拥塞窗口大小分别是 CWND1 和 CWND2，路径往返时间分别是 RTT1 和 RTT2。若发送延迟之比与往返时间之比相同，则两个路径的发送延迟之比等于 $\alpha = \mathrm{int}(\mathrm{RTT2}/\mathrm{RTT1})$。当 α 小于 CWND1 时，在下一轮数据传输中在 P1 发送的数据包为 α 个，在 P2 发送的数据包为 CWND2 个。当 α 大于 CWND1 时，在下一轮数据传输中在 P1 发送的数据包为 CWND1 个，在 P2 发送的数据包为 CWND2 个。

DAPS 算法基于给定时间信息确定流中数据包的调度，使数据包能够按顺序到达接收方，整体算法优于 Low-RTT 算法。算法基于路径特征为每条路径预先分配数据包，但路径特性处于不停变化中，当其变化超出一定阈值时需要重新规划调度。

3）基于拥塞预测调度算法

与上述两种基于 RTT 预测的调度算法不同，由于路径性能存在差异，在端到端传输中的主要问题是乱序和由此带来的 HOL 拥塞。基于阻塞评估的 MPTCP 调度器（Blocking Estimation-Based MPTCP Scheduler，BLEST）就是基于评估 HOL 拥塞是否将要发生，对路径调度的方案进行调整，从而减少 HOL 阻塞、无效的重传，改善传输性能。

BLEST 在没有 HOL 阻塞下应用快速路径传输数据包。由于慢路径的 RTT 比较大，数据包到达接收端相对较晚。当延迟大的路径传输数据的量较大时，会产生大量无序的数据包，从而增加整个流完成传输的时间。因此，BLEST 尝试尽量使用快速路径发送数据包，以便它们能够有序到达。

4）带反馈的调度算法

使用 RTT 预测与拥塞预测的调度算法可以有效缓解路径差异性带来的传输性能下降。网络状态是不断变化的，导致预测结果与实际路径状态可能存在差异，因此基于偏移量补偿的打包调度（Offset Compensation Based Packed Scheduling，OCPS）算法设计了 TCP SACK，用于反馈接收端的乱序情况到发送端。由此发送端可判断预测调度中数据包分配方案是否合适，并据此修正以达到预期的效果。

由于 MPTCP 存在广阔的应用前景，研究人员针对 MPTCP 在多路径传输中由路径的差异性导致的问题进行了大量研究，提出了许多路径调度算法。其中，轮询调度是一种简单的路径调度机制。在轮询调度中，可以在路径集合中的多条路径中无差异地承担流传输，而流可以循环选择路径进行数据传输。Low-RTT 则先选择最小 RTT 的路径发送包，在填充满其窗口后选择下一条 RTT 更大的路径发送数据包。DAPS 根据路径延时与拥塞窗口大小的比值来确定下一条发送流的路径，以缓解数据包乱序问题。OTIAS 发送新数据包时，先预测数据包到达接收端的时间，从而选择最早到达的路径来发送此数据包。BLEST 发送数据包前，先预测选择发送数据包的路径是否会引起 HOL 阻塞，然后估计路径应该发生多少个数据包，并将这些数据包发送到延迟最小的路径上。对远程医疗网络应用来说，其负责的终端间通信的多样性使单一的调度方法难以满足需要，选择现有的调度模式并改进是一种可行的方法。

5.3 多路径路由实施场所

在远程医疗网络中实施多路径路由数据传输相对单一路径传输来说具有诸多的优势。实施多路径数据传输的场所可根据应用的不同进行选择。根据多路径流传输实施流调度的场所，可以将多路径路由的流调度分为基于终端主机的通信对流调度、基于交换机的本地流调度和基于控制器的集中式流调度三种。

5.3.1 基于终端主机的通信对流调度

目前，基于终端主机实现的多路径路由包括在远程医疗数据中心网络采用的 DCTCP（Data Center TCP）、在远程医疗终端与中心通信之间的 MPTCP 等协议。MPTCP 作为一个标准化协议，通过在终端主机间建立多条路径来实现终端主机间的数据传输。在远程医疗数据中心，一台主机通过 MPTCP 可使用多个网卡进行数据传输，将传输的数据流分配到多条路径形成的多条子流中进行传输。DCTCP 在远程医疗数据中心中，通过控制端到端的流传输速率来缓解网络拥塞，是否拥塞则通过检测交换机的链路出口队列长度进行判断，当此长度超过设定阈值时，对入队的数据包打上标记，发送端则可以根据被标记的数据包的数量来估算路径的拥塞程度，以此调节发送窗口的大小。对于远程医疗终端采用最大化多路径 TCP（Maximum Multi-Path TCP，MMPTCP）是一个很好的选择。MMPTCP 是 MPTCP 的一个衍生版本。与 MPTCP 不同，MMPTCP 在开始阶段与普通 TCP 协议一样，使用一条路径进行数据传输，当传输的流超过一定量后，逐步建立多条路径，这种方式对远程医疗网络应用中大量存在的传感器终端特别实用，其数据流多是小流。对于小流，单一最优路径路由传输比多路径路由传输更加高效、简单，而对于大流则可以充分利用多路径路由的优势。基于终端的流调度，其要实现对多路径路由的控制，往往需要对终端的协议栈进行改造升级，其部署难度与推广难度较大。为了多路径路由能够在多样化的远程医疗终端接入环境（有线和无线）中有效的工作，基于终端的多路径路由传输需要处理以下几个关键问题。

（1）包乱序。使用多路径路由传输的第一个挑战是在接收端引入更多的包重新排序。这是由于数据包沿着具有不同延迟特性的路径传输。如果不考虑不同路径的性质不同，那么可能发生不必要的重传输，这不是由于丢失了数据包，而是由于数据包延迟。这些不必要的重传输不仅浪费带宽，而且违背了最小化网络拥塞的原则。

（2）并发数据流传输。通过多路径路由传输的数据必须在接收端重建。因此，使用序列号对通过多条路径传输的数据进行丢失检测和重建是一个关键的设计问题。

（3）公平性。确保多路径流量对其他流量（典型的 TCP 流量，在目前远程医疗网络应用中占绝大多数）是公平的。考虑以下问题：对于两个网络中的通信对，其中一个具有多路径能力，也就是在源和目的地之间有多条路径，而另一个只有一条路径连接源和目的地。如果两个流所经过的链路上没有拥塞，那么就不存在公平性问题。然而，在瓶颈链路的情况下，多路径通信对与单一路径通信对相比是不公平的，因为它接收的带宽远高于单一路径。

虽然目前针对上述问题的研究已有许多建设意义的解决方案，但是仍存在许多值得研究的问题。

5.3.2　基于交换机的本地流调度

基于交换机的本地流调度的相关工作中最简单的是 ECMP 的研究应用，具有 ECMP 功能的路由器采用服务流到目的地的精确最短路径成本实施流的下一跳路径分配，ECMP 的路径总是无循环且尽可能短。然而，等价匹配的约束造成了一个困境，即链路成本度量越细，下一跳可用的就越少。ECMP 中的路径分配的粒度为单一的流，这种分配方式在远程医疗网络存在大流、小流的情况下可能由于过多的大流分配到同一下一跳而造成拥塞，同时小流汇聚的下一跳链路的利用率较低。因此，在交换机处对大流分割为若干个子流，并将这些子流分配到不同的下一跳，可实现链路利用率的最大化。Flow Blender 则对交换机内部进行下一跳分配运算的哈希函数进行改进。通过增加一个新的可变域到哈希函数的输入，在链路发生拥塞时，交换机可调整此可变阈值来改变 ECMP 的哈希结果，从而改变下一跳。基于广义负载共享模型的 DDFR 给出了一个自适应算法，通过该算法可将流均匀地配置到各链路。

基于交换机实现的多路径路由本质上是一种区域负载均衡算法，其目的是提升本地网络链路的资源利用率。由于这种优化的处理场所在本地交换机，而本地交换机缺乏对全网视图与整体协调，故只能起到局部优化的效果。

5.3.3 基于控制器的集中式流调度

随着网络软件化的快速发展，SDN 得到了广泛的应用，基于传统网络下的分布式控制模式的多路径路由研究也转向基于 SDN 集中控制模式的多路径路由研究。目前，SDN 架构在远程医疗网络中的采用，使其可充分利用逻辑集中控制器带来的网络管理的便捷性和可编程性。基于 SDN 逻辑集中控制器所提供的全网视图的多路径路由方案成为研究如何提升远程医疗网络数据传输性能与安全的选择之一。

基于集中控制模式的研究中，利用模拟退火算法（Simulated Annealing Algorithm，SAA），Hedera 等通过控制器周期性地下发指令到位于数据链路层的交换机来调整网络中大流的路由传输路径。全局首先适合（Global First Fit，GFF）算法是 Mahout 使用的调整大流到最优化传输路径的算法。大流优化调整中，PMCE 则采用参数最小交叉熵算法来获取大流的交换机最优选择方案。通过将大流调度到满足其带宽要求的低负载链路，达到缓解网络瓶颈的目的。由于利用模拟退火算法选择路径采用完全随机化模式，同时配合定时周期性调整每条大流，这也造成网络控制与管理的额外负担。全局首先适合算法对流的路径分配依照流到达的先后顺序，这无法确保流在网络链路中的最优分配，在某些极端情况下，甚至会造成新的节点拥塞链路。PMCE 算法的多路径选择目标为整个网络链路平均利用率最小，这有利于实现网络的负载均衡，但其存在算法复杂度高、收敛速度较慢的问题。

　　显然，利用 SDN 的集中控制模式可以为多路径路由提供更多的算法选择，并实现全局优化。但与 SDN 面临的问题类似，这些算法也同样存在着可扩展性、收敛性等问题。这些问题的解决是促使多路径路由在远程医疗网络得以部署应用的关键。

5.4　小结

　　现今的远程医疗网络承载着业务多样化，既有大量传感器实施传回的小流（如病患携带监测设备实施产生的生理状态监测数据），也有摄像设备需传递的大流（如高清视频），以及需要实时可靠传递的指令信息（如远程手术时下达给机械手的指令）。这种传递业务的复杂性使在远程医疗网中实施多路径路由传输面临不同的选择与挑战。本章先从网络层次结构探讨了当前网络中在同层次下多路径数据传输采用的技术、成熟的应用，然后分析了不同的多路径路由调度模式，最后结合远程医疗网络给出了可实施多路径路由的三类场所，即终端主机、交换机、控制器，并分析了其适用的应用。

第 6 章

动态多形态路由传输

多样化的通信系统构成了远程医疗系统信息流通与交互的基础。远程医疗系统一方面需要收集来自系统服务对象的信息，另一方面需随时给予服务对象反馈。这些反馈既包括基于收集信息处理后的结果，也包括主动介入信息。远程医疗系统的应用场景广泛，如新生儿的监控、老人的监护、病后护理、运动员生命体征检测等。不同的应用场景对信息在远程医疗系统中的传递提出的需求不同，主要体现在对服务对象的采集信息及下达信息的传输可靠性、传输延迟及传输方式等方面。针对普通的健康监护信息及健康建议，其延迟要求就要低于病后护理。对于比赛中运动员的生命体征监测需要及时进行处理，在出现情况后系统可根据具体需要有效实施相应的措施。远程医疗系统中应用场景和性能需求的多样性形成了当前传输系统的多形态传输。

6.1 远程医疗终端多样化无线接入技术

无线通信作为一种信息交互技术，具有部署方便、接入灵活等优点，被广泛应用在远程医疗终端信息接入领域。同时，由于无线通信媒介的开放性，因此所承担信息传输的信号容易被窃听和干扰。

对于一个远程医疗终端，在需要发送信息时，简单化的应用是将信息调制在某个频率载波上发送出去，医疗系统接收端在接收到该频率信号后，解调并获取信息，然后按照信息要求转发。在整个通信过程中，若载波使用固定的频率，则很容易被监听和攻击。为此，具有较好抗干扰能力和较强安全性的无线通信技术——扩频通信成为不错的选择。在扩频通信中，由于承载信息的信号能量被分配到多个载波，因此同时具有抗多径干扰、抗衰落等优点。

另一种可以提升远程医疗终端无线接入安全性的技术是跳频通信。跳频通信是一种特殊的扩频通信技术。与直接序列扩频通信不同，跳频通信将信息按照一定的时隙分别使用不同的载波递送。由于在整个信息发送过程中，发送信息的载波频率一直不间断地变化，使企图攻击远程医疗系统的攻击者难以实现对传递信息信号的确认与跟踪。因此，采用跳频通信传递信息具有隐蔽性好和安全性强的特点，被广泛应用于军事通信领域。

在跳频通信中，只有拥有同步跳变规律的接收端按规律接收信号才能完整地收到信息。为了强化调频通信的优点（隐蔽性、安全性），信息递送过程的频率变化通常采用一种高速跳变的随机方式完成。这种随机高速跳变使远程医疗网络攻击者难以摸清系统无线终端信息发送的规律，跟踪频率的变化，从而有效抵御攻击者的拦截和干扰。即使攻击者在某个频率上实现对通信的干扰与窃听，也不能解析出正确的信息。虽然被干扰载波携带的信息无法在接收端被正确接收，但大部分载波携带的信息可被正确接收，同时干扰载波的信息可由其他载波重传完成，同样可以保证信息传输的可靠性。

跳频通信同时具有隐匿性、安全性、可靠性等优点，在远程医疗终端无线接入安全领域具有明显优势。从移动目标防御策略角度考虑，跳频通信实现了一种点到点的简单动态多路径传输。

6.2　远程医疗网络动态防御

攻击者对远程医疗网络的攻击通常始于侦测阶段，通过网络侦测进行相关网络信息收集与分析，进而发现网络攻击目标、确定远程医疗信息系统中存在的薄弱环节。基于侦测到的远程医疗系统的薄弱环节或者漏洞，攻击者可以选择给远程医疗系统发送包含钓鱼网站、恶意链接的伪装邮件，使使用者在无意中将恶意软件下载到远程医疗系统终端，这些安装在远程医疗系统中的恶意软件进行横向移动后，可对远程医疗系统进行渗透。在进入远程医疗系统并获取足够的资源权限后，攻击者即可进行信息窃取、资源破坏等攻击活动。基于目前网络攻击的广泛性与复杂性，网络空间受到的安全威胁已经成为远程医疗系统安全防御的核心问题之一。

网络攻击手段的多样化、网络攻击的自动化和智能化发展趋势给当前的远程医疗网络防御提出了挑战。典型的网络防御手段（如防火墙、入侵保护系统、验证授权、防病毒软件)在现有的网络安全威胁下已难以保证远程医疗网络的安全。这种传统的被动式防御使远程医疗网络防御难以实现对未记录特征的网络攻击采取有效的防御措施。防御的滞后性往往意味着远程医疗信息的泄露及治疗过程的失败，需要付出高昂的代价。被动的防御使攻击者有充足的时间对远程医疗系统实施侦测，从容细致地扫描远程医疗网络中可能存在的薄弱环节，并制定优化的攻击方案，进而发起有效的攻击。

将移动目标防御的思想引入远程医疗网络防御领域，使攻击者侦测、分析、攻击的目标处于动态变换中，从而使攻击者已掌握的信息失效，阻断攻击者与已渗入远程医疗系统的恶意软件的联系，中断正在进行的攻击。在每次远程医疗网络状态发生变化后，攻击者将不得不重新开始侦测，准备发起新的攻击。这种方式可以改变原有远程医疗网络被动防御的状况，扭转远程医疗网络防御在当下网络攻击中的劣势地位。

移动目标防御技术在远程医疗网络领域的应用研究主要分为三个方面：远程医疗网络动态架构、远程医疗终端动态标识信息和远程医疗信息动态多路径传输。

6.2.1　远程医疗网络动态架构

传统远程医疗网络架构采用分布式控制模式，可存活性、健壮性、稳定性是远程医疗网络运行的基本目标。为达成这些目标，在传统网络的分布式控制模式下，远程医疗网络体系结构倾向于采用静态稳定的架构，如采用具有通信质量保证的专用线路来传递信息。这种架构中的组件也采用静态部署模式，为系统提供可靠、稳定的数据传输。这种长时间保持不变的网络架构使攻击者拥有充足的时间对远程医疗网络进行研究，从而找出弱点，让远程医疗网络长期处于安全威胁之中。

　　采用静态网络架构的远程医疗网络为攻击者侦测与分析网络的弱点及准备攻击所用的工具与方法提供了时间上的有利态势。为扭转防御者所处的不利地位，动态网络架构的思想被引入远程医疗网络构建中。基于动态网络架构，防御者不断转换网络资源与配置，同时保证网络承载的合法业务正常运转，不出现中断现象。在使用者未感知使用变化的情况下，动态网络架构展现在攻击者面前的是一个动态变化的网络，从而提高网络的安全防御能力。

　　在传统分布式控制网络中，动态网络架构的研究包括很多方面，现有文献中已提出的研究有可变网络（Mutable Networks，MUTE）、自屏蔽动态网络架构（Self-Shielding Dynamic Network Architecture，SDNA）、移动自组织网络（Mobile Ad Hoc Networks，MANET）等。进入 SDN 架构时代后，对动态网络架构的研究也进入一个崭新的时期。邬江兴等提出的拟态网络是我国在动态网络架构研究方面的代表性成果。Kampanakis 等基于 SDN 框架提出并实现了网络攻击方面的动态转移。Wang 等提出了基于 SDN 的嗅探反射架构等。这些研究针对不同应用场景下的网络安全威胁，各自提出不同的架构，各具优点，有力地促进了动态网络架构在远程医疗网络中的应用研究。

6.2.2　远程医疗终端动态标识信息

　　远程医疗终端标识信息用于辨识网络中接入系统的终端（应用），或者远程医疗网络中的传输信息包。在网络中，MAC 地址和 IP 地址用于标识终端，端口地址用于标识网络中的应用，协议用于标识传输数据包采用何种方式交互。动态端标识信息通过改变这些长时间处于静态的信息来加强远程医疗网络的安全防御。

动态端标识信息的主要思想是引入端标识的动态变更机制,通过对终端间交换的信息包中包含的标识信息进行处理,在保证正常通信的同时,攻击者无法辨别真正的通信终端,从而使诸如网络信息探测等攻击方法失效。Jafarian 等提出了一种 OpenFlow 网络架构下的通信方 IP 地址动态变换的方法。具体来讲,就是在每次建立连接前,发送方需要通过一定的机制获取控制器分配给接收方的虚拟地址,发送方只需与虚拟地址建立通信即可,并且这个地址在下一通信中将发生变化,从而维持持续变换。由于在当前网络架构下,网络地址的可变换范围受限,因此 Wang 等基于 SDN 架构提出一种控制器分配管理网络地址,通过 DNS 响应信息的动态地址寻址方案,有效地扩展了通信端的可变地址空间,增大了地址变换防御攻击的有效性。Makanju 等将大范围地址空间检索引入有效网络地址变换,从而减小无效地址变换空间,增加有效变换地址空间。

端标识跳变是另一种得到广泛研究的动态端标识变换技术。端标识跳变主要用于端到端的通信。在通信过程中,通信双方按照设定的机制随机地改变端标识信息,这是一种典型的主动防御方法。Lin 等提出通过修改消息的端标识跳变方法,使数据包在离开发送端进入网络前对其源与目的端的标识进行增量式修改,以此来消除侦测攻击的效率。Luo 等提出一种地址、端口随机变换的技术,在不同时隙变换,通信对所使用的地址在虚拟 IP 地址空间、虚拟端口空间不间断变化。由于通信对的终端(发送方和接收方)在通信期间使用不同的 IP 地址、端口号,故而提升了对攻击者网络侦测的抵御能力。

在 SDN 出现后,采用 SDN 架构组建网络已成为一种趋势,不同 SDN 中的动态终端标识技术也不断被提出来。雷程等提出一种自适应的动态端标识变换技术,通过 Sibson 熵对网络安全状态进行感知分析,并基于攻击者的扫描策略自适地调整变换方式。Zhao 等将端标识与信息传递路径相结合,提出了一种两者结合的动态防御方法,进一步提升攻击者完成攻击的难度。

动态端标识涉及通信双方,需要通信双方协同才能够在保证正常通信的情况下完成端标识的变换。远程医疗网络是为远程医疗系统服务的专有网络,采用 SDN 架构,利用集中式控制模式、全网视图及可编程性等优点,可以有效保证动态端标识的协同性要求，促进实现安全的信息传递服务。目前，有关动态端标识在远程医疗系统应用方面的研究在持续演进中。

6.2.3　远程医疗信息动态多路径传输

在采用经典路由技术的远程医疗网络中，无论是 SCTP 还是 MPTCP 路由，或是基于最优路径的单路径路由，数据流在转发过程中都倾向于使用固定的路径进行传输（静态路由）。也就是说，在网络状态没有发生明显变化的情况下，在整个流传输期间，路径配置是不变的。

这种数据流网络传输路径在通信期间不变的特征便于针对远程医疗网络的攻击者侦测、确定攻击目标、实施窃听和分布式拒绝服务（Distributed Denial of Service，DDoS）攻击等危害网络安全的恶意行为。动态多路径路由，本着移动目标防御原则试图改变这一状况。与静态多路径路由方案不同，动态多路径传输在流通信过程中引入传输路径随机化，用以瓦解攻击者试图通过特定节点或链路对数据传输进行 DDoS 攻击等，进而提升流传输的安全性。

无线链路构建便捷，随机路由选择算法在无线网络领域的研究很多，反转自组织网络按需距离矢量路由协议是 Talipov 等提出的一种无线网络中路径跳变数据传输方法。在此方法中，首先在发送端建立起到接收端的多条传输路径，然后在数据传输过程中，路径以自适应方式转换，以保护传输中的数据不被恶意节点截获，并由此发起进一步的攻击。随机路由跳变（Random Route Mutation，RRM）是 Duan 等提出的一种随机路由跳变方案，通过引入路径随机化到网络中的多流传输来防御攻击者的侦测、窃听及 DoS 攻击等。该方案同时考虑了流传输的性能。针对网络传输可能遭遇的 DoS 攻击，Jafarian 等将博弈论用于确定来自潜在威胁的最佳路由策略，提出了一个更加有效的多路径路由方案。该方案在路由选择时同时考虑到安全、传输性能及 QoS 等因素。

动态多路径路由通过将数据流在时间（多时隙）和空间（多路径）两个维度分散到多条路径中传输，降低被攻击者截获的可能性。动态多路径传输增加了流在传输过程中的多样性，从而增加了攻击者选择攻击节点及发起攻击的成本，有效降低攻击的成功率。对攻击者来说，其截获完整流或依据网络中少数节点发起 DoS 攻击的成功概率降低。因此，动态多路径传输对抵御只能获取网络部分有限资源的局部攻击可以起到明显的效果。但在攻击者掌控全部路由路径的情况下，对于单一动态多路径路由方法，攻击者容易识别所有路径上传递的流，从而获取有效的信息。

6.3　多路径动态路由

与典型的网络传输中使用单一路径传输不同，动态路由技术在流传输期间不间断地改变流在传输路径中的传递方式。这种传递方式在保证流传输性能的需求下，实现了流在路径空间的传输模式的不间断变换。这种流在路径中传输的时空变换主要可以分为两类：确定性多路径动态路由和可变路径动态路由。由于远程医疗终端接入网络形式的多样性，应根据实际网络情况进行选择。

6.3.1　确定性多路径动态路由

确定性多路径动态路由的主要特点可以归结为执行流传递的路径在整个流传输期间保持稳定不变，数据流同时分配在多个路径上传输，但流在各路径上的分配在传输期间随时间改变。对此种动态路径路由模式的研究成果如下。Dolev 等提出在一个通信会话中通过秘密共享算法将传递的数据流分为 n 个部分，路径调度确保在同一路径上传输的部分不超过指定的阈值 k。基于秘密共享算法中关于 n-k 阈值原理，攻击仅仅截获部分路径（小于 k 条）的数据包，无法重构信息，从而可以有效抵御部分路径被攻陷而产生的数据泄露导致的信息失窃。Aseeri 等则提出了增强转发路径多样性的方法。该方法设计实现了双向多路径路由。在数据流传输过程中，通信双方通过协商确定两者之间的迁移路径，实现转发路径的随机改变。在面对量子通信过程中信息容易被截获的问题，Safavi-Naini 等提出了基于多路径路由的安全量子通信机制。该机制先选择一组转发路径，然后随机选择转发路径，从而将数据流分成 N 个部分进行传输。

这些研究的侧重点不同，分别在计算复杂度、信息交互机制、存储资源方面付出代价来换取安全性的提升。

6.3.2　可变路径动态路由

可变路径动态路由的主要特征是在数据流传输期间，其所使用传输数据的路径是不确定的、持续变化的。也就是说，在数据流传输期间，随着时间的变化，用于传递数据流的路径处于不间断变化中。Duan 等提出的 RRM 就是一种典型的可变路径动态路由技术。RRM 基于选用路径容量、服务流所需 QoS、选用路径所需重叠率等方面来计算一组满足约束的路径集，并在路径集中采用随机跳变来传输数据流。通过在数据流传输期间不间断地变化传输路径，增加了攻击者拦截、窃听信息的难度，并可抵御 DoS 攻击。Jafarian 等将博弈论引入动态转发路径选择方案，通过将路径变化描述为攻、防两方面的完全信息静态博弈，选出跳变周期和转发路径的最优组合。Jafarian 将博弈论与约束满足优化理论相结合，在满足安全传输性能和服务质量要求的情况下确定攻击威慑的优化策略。Gillan 等提出了一种基于敏捷虚拟化基础设施的主动防御机制，以解决隐藏的 DDoS 攻击将虚拟网络中网络流转发问题形式化地描述为有向图，利用 SMT 描述了网络流传输的约束条件，在保证 QoS 的同时，通过路径跳变增加发起 DDoS 攻击的成本。Wang 等提出了链路混淆机制以抵抗链路泛洪攻击，主要包括链接过滤、链接混淆和僵尸检测。链路过滤用于选择基于分析净流量分布后可能受到攻击的链路。链路混淆通过将可疑流量重定向到诱饵链路来吸引攻击者。因此，链接诱饵通过动态迁移传输链路，有效地抵御了链路泛洪攻击。

基于确定性多路径动态路由实现了路径传输流碎片划分的不确定性，可以辅助其他机制增加攻击者实施一次成功攻击的成本。然而，这种确定性多路径动态路由在传递路径重叠的情况下效率将会大幅降低，在基于流统计分析的攻击面前效率不高。可变路径动态路由下流传输的路径随时间不间断变化，使攻击者难以跟随，从而增加信息传递的安全性。由于网络中可以用于跳变的路径数量有限，使单一的路径跳变难以有效抵御拥有更多网络资源和攻击能力的攻击者。因此，单一使用动态路径路由技术在很多情况下难以确定网络的安全,常常需要和加密等技术共同使用来加强网络安全防御。

6.4 小结

远程医疗系统是一个复杂的系统,信息采集终端、执行终端、传输网构成均具有复杂性。远程医疗系统的复杂性使所产生的传输数据流具有多样性。应用需求的差异性使远程医疗网络在保护数据传输安全时不能简单地统一处理。医疗信息作为一种极具价值的隐秘信息,对特定攻击者具有巨大的吸引力,使其愿意付出较大的代价来获取。这进一步使远程医疗网络安全形势恶化。从目前来看,单一的网络传输模式很难满足远程医疗网络的需求。动态多路径传输作为一种新型的网络传输安全手段,在远程医疗网络中的应用对增强远程医疗网络数据流传输的安全性具有强烈的现实意义。

第 7 章

多路径路由传输设计

在介绍了多路径路由数据传输的应用，以及目前网络体系架构的演进和网络安全威胁的变化后，基于 SDN 的特征，本章将先介绍多路径路由系统模型，然后给出一个基本的多路径传输系统设计，包括系统架构、协议设计及系统各模块的实现。

7.1 多路径路由传输问题

本节形式化给出一个通用模型和主要问题用于多路径传输研究的解决。一个网络用一个有向图 $G(V,E)$ 表示。这里 V 是一个节点集合，E 是一个链路集合。设定 $N=|V|$，$M=|E|$。一条路径是一个有限节点序列 $p=(v_0,v_1,\cdots,v_n)$，因此当 $0\leqslant n\leqslant h-1$ 时，$(v_n,v_{n+1})\in E$。当一条路径中所有节点均不同时，称这条路径为简单路径。一条循环路径则是一条路径 $p=(v_0,v_1,\cdots,v_h)$ 加上一条链路 $(v_h,v_0\in E)$，也就是 $(v_0,v_1,\cdots,v_h,v_0)$。一个网络 G 中所有的环表示为 $T(G)$。

一个流具有非负流量，节点对 (i,j) 间的流用 $\gamma^{(i,j)}$ 表示，$(i,j)\in V\times V$。设 β 是所有流的集合，表示为 $\beta=\left\{(i,j)|(i,j)\in V\times V,\ \gamma^{(i,j)}>0\right\}$。对于一个流 $(i,j)\in V\times V$，i 被称为此流的源节点，j 称为此流的目的节点。如果 $|\beta|\leqslant 1$，就称网络有一个流传输；否则，称在网络中有多个流。

$P^{(i,j)}$ 表示所有从源节点 i 到目的节点 j 单向路径的集合。此外，设定 $P \triangleq U_{(i,j) \in V \times V} P^{(i,j)}$，网络中从源节点 i 到目的节点 j 的简单路径 $P_{\text{simple}}^{(i,j)} \subseteq P^{(i,j)}$。对于每条路径 $p \in P^{(i,j)}$ 及 $e \in E$，$\Delta_e^{(p)}$ 表示为 e 在路径 p 中出现的次数。例如，一个非简单路径 $p = (v_0, v_1, v_2, v_3, v_1, v_2, v_4)$ 和一条链路 $e = (v_1, v_2)$，可得到 $\Delta_e^{(p)} = 2$。

每条链路 $e \in E$ 分配一个权重 $w_e \in \mathbf{Z}^+$ 和一个容量 $c_e \in \mathbf{Z}^+$。假定网络采用的是 SDN 架构，这里控制器具有全网视图，可以获知整个网络的状态信息。

定义 7.1：给定一条（非空）路径 p，权重 $W(p)$ 是其包含链路权重的和：

$$W(p) = \sum_{e \in p} w_e \tag{7-1}$$

定义 7.2：给定一条（非空）路径 p，容量 $C(p)$ 等于其包含链路中的最小值：

$$C(p) = \min_{e \in p}\{c_e\} \tag{7-2}$$

定义 7.3：假设网络表示为 $G(V, E)$，一条路径流是一个实值函数 f，$f : P \to \mathbf{R}^+ \cup \{0\}$，它满足下面两个条件。

容量约束：对于每条链路 $e \in E$，$\sum_{p \in P} \Delta_e^{(p)} f(p) \leqslant c_e$。

流需求：对于每个流 $(i, j) \in V \times V$，$\sum_{p \in P^{(i,j)}} f(p) = \gamma^{(i,j)}$。

定义 7.4：给定一个网络 $G(V, E)$ 中一个路径流 f，$f : P \to \mathbf{R}^+ \cup \{0\}$，一个节点对 $(i, j) \in V \times V$ 中的一个链路流表示为一个实值函数 f，$f : E \times V \times V \to \mathbf{R}^+ \cup \{0\}$，满足 $e \in E : f_e^{(i,j)} \triangleq \sum_{p \in P} \Delta_e^{(p)} f(p)$，同时 $f_e \triangleq \sum_{(i,j) \in V \times V} f_e^{(i,j)}$。

定义 7.5：在网络 $G(V, E)$ 中，一个通信对 $(i, j) \in V \times V$ 的循环流是一个实值函数 f，$f : T(G) \times V \times V \to \mathbf{R}^+ \cup \{0\}$。

注意：对于一个通信对 $(i, j) \in V \times V$ 中的一个链路流，其路径流 f，$f : P \to \mathbf{R}^+ \cup \{0\}$ 不一定是唯一的，可以存在多个路径流分配给一个通信对。

定义 7.6：对于一个网络 $G(V, E)$ 中的一个链路流 $\{f_e\}$，定义值 $\dfrac{f_e}{c_e}$ 是链路的

拥塞因子。

定义 7.7：对于一个网络 $G(V,E)$ 及链路流 $\{f_e\}$，网络拥塞因子等于网络中链路拥塞因子最大的值，也就是 $\max\limits_{e \in E} \dfrac{f_e}{c_e}$。

定理 7.1：对于一个网络 $G(V,E)$，两个节点 $\{s,t\}$，链路容量 $\{c_e\}$ 和需求 γ。如果 $\left\{f_e \cdot \dfrac{\gamma}{F}\right\}$ 是一个链路流传输 γ 流单元从 s 到 t 以使网络拥塞因子最小化，$\{f_e\}$ 是实例 $\{G(V,E),\{s,t\},\{c_e\}\}$ 从 s 传输 F 流单元到 t 最大流问题的一个解。

现在对多路径传输研究中的两个问题进行阐述。多路径传输研究基于不同的考虑来最小化网络拥塞因子。在单一数据流情况下，最小化网络拥塞等价于最大化整个网络的吞吐量。因此，如果考虑不同的目标函数，即最大化吞吐量，这对于单一传输流场合问题仍然等价。然而，最大化吞吐量在多传输流下不好定义，而最小化网络拥塞可以很好地同时适用单一数据流和多数据流场合。

接下来提出第一个问题。有一个或多个数据流需要在网络里进行传输，这些数据流有一定的 QoS 需求。QoS 多路径路由调度的目标是为每个数据流确定几条服务路径，使每个数据流都满足 QoS 需求，从而使在网络中最大利用率上的链路负载最小化。问题表述如下。

RMP（受限多路径）问题：在网络 $G(V,E)$ 中，每条链路 $e \in E$ 的权重 $w_e > 0$，容量 $c_e > 0$，每个数据流 $(i,j) \in V \times V$ 的传输量为 $\gamma^{(i,j)}$，权重限制为 $W^{(i,j)}$。找到一个路径流来最小化网络拥塞因子，这样，如果 $P_1^{(i,j)} \subseteq P^{(i,j)}$ 是路径集 $P^{(i,j)}$ 中承担数据流的路径集合，那么，每条路径 $p \in P_1^{(i,j)}$ 都满足 $W(p) \leq W^{(i,j)}$。

本节还将展示该解决方案在多路径路由调度中支持端到端传输的可靠性需求。RMP 问题没有限制数据流使用不同路径的数量。然而，在实际中，这个数目是有限定的。据此，我们定义了下面的 K 路径路由问题。

KPR（K 路径路由）问题：在网络 $G(V,E)$ 中，每条链路 $e \in E$ 的容量 $c_e > 0$，每个数据流 $(i,j) \in V \times V$ 的传输量为 $\gamma^{(i,j)}$，分割限制为 $K^{(i,j)}$。找到一个路径流来最小化网络拥塞因子，这样，如果 $c \subseteq P^{(i,j)}$ 是路径集 $P^{(i,j)}$ 中承担数据流的路径集合，那么 $\left|K^{(i,j)}\right| \leq K^{(i,j)}$。

RMP 问题可以证明是一个 NP 难问题，因此在系统设计应用中，求解路径集合拟采用搜索启发式算法以获取最优解。

7.2 系统设计

7.2.1 系统设计目标

本书提出的系统基于 SDN 架构进行构建，路由选择功能由位于控制器上的路由服务应用实现。路由服务应用的具体任务是监听进入网络流的传输服务请求，计算并生成用于流传输的路径集，并将这些信息推送到请求服务的终端，由终端实施流在各路径上的分配。在正常流通信过程期间，基于 SDN 的多路径路由的设计目标主要满足以下目标。

1）提升端到端传输带宽

使用多路径传输最直观的动机就是聚合网络中冗余的带宽，提升传输效率。因此，在使用多路径传输过程中，需要实时评估各路径的繁忙状态，从而有效地整合多条路径上的可用带宽，使端到端的传输完成时间得以减少，提升传输效率。

2）提升网络吞吐量

基于集中化管理，通过全网视图，每个链路的使用最优化，协调各流的传输路径，从而优化网络吞吐量。

3）负载均衡

网络中每条链路的可用容量是一个实时变化的。基于全网视图及对入网流的监控，多路径路由应用对网络中可能出现拥塞的链路或者节点进行预测，基于预测值，在可能经过拥塞链路/节点的流中选择部分流进行调整，使其传输路径绕行拥塞链路/节点，减少传输路径发生拥塞时对流传输性能的影响，提高网络的可靠性，减少对网络吞吐量的影响。

4）与传统应用兼容

对多路径传输部署应用来讲，一个不可忽视的问题就是与原有的传统系统进行兼容，对于兼容性差的应用将很难得到广泛应用与部署。在本节设计的系统中，由于不需要在传统终端进行任何修改，所以可以与终端应用无缝衔接。设计的多路径路由完全在网络设备内部实现，对于应用是透明的。多路径路由已定制服务提供给用户，现有的任何网络终端可以无缝接入所设计的多路径路由服务。

7.2.2　体系结构

多路径路由体系结构如图 7.1 所示。当发送端 S 发送流 A 到接收端 R 时，流 A 的第一个数据包 P1 先到达网络接入交换机（支持 P4）功能，由于流 A 对网络来说是一个新的流，此时接入交换机内没有相应的与之匹配的流表项，按照未找到匹配流表项默认的处理，触发交换机向控制器发送服务请求包，P1 将被转发到 SDN 控制器（或者 P1 缓存在接入控制器，仅头部片段被转发到控制器）。控制器收到来自接入交换机的请求，此时 P1 头部标识（流标识）由于已在多路径路由服务注册，因此将触发多路径路由服务设置在控制器的监听进程，从而多路径路由服务接管 P1 的服务请求。基于控制器递送的网络状态与拓扑信息，多路径路由服务为该流产生多条路径，并将路径路由信息及状态信息已显式的方式发送给接入交换机。此时，P1 及后续来自发送端的流将由接入交换机为其选择路径，并递送到相应的路径链路的端口。

设计中提供的协议为网络层的路由协议，不需要修改端到端传输所需的协议栈，因此整个流传输过程对于涉及通信的终端设备完全透明。端到端传输现有的应用与协议可以无缝使用多路径路由协议。需要注意的是，该协议作为一种路由增值服务应用存在，使用此服务需要事先申请使用，并提供需要服务的通信终端信息，在多路径路由服务中进行注册，注册后的信息保存在服务列表中，作为提供服务的依据。

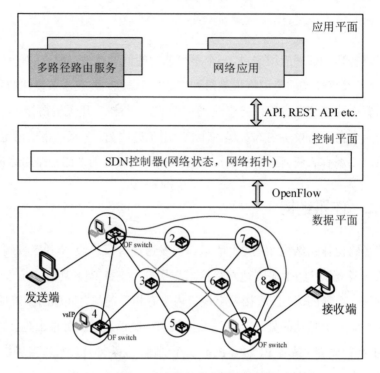

图 7.1　多路径路由体系结构

7.2.3　功能模块

多路径路由主要包括路径发现、路径管理、路径调度三大功能模块，各模块功能总结如下。

1）路径发现模块

路径发现模块位于应用层的多路径路由服务中，当位于控制器之上的应用监控需要服务的流（流标识与服务注册表中的某一个数据列表条目相匹配）时，触发路径发现功能。路径发现功能基于网络状态库和拓扑信息库中的内容及设定的路由生成策略（节点无关联，链路无关联，关联最小化）为流计算获得 n 条路径（$n \leqslant K$），K 为多路径路由设定的最大路径数目。计算获得的 n 条路径信息以显示的方式存于活动流路由信息表中。路由信息表分为两份：一份集中存储位于应用层，由路径管理模块维护；另一份则分布式存储在各交换机中，每个交换机中存储一份与接入本交换机活动流的路由信息表。

2）路径管理模块

路径管理模块负责管理活动流路由信息表中的路径状态信息，维护表中各路径的状态信息。路由信息表项在流申请服务时由路径发现模块生成，每个表项对应一条可用路径。在通信过程中，各路径的状态是动态变化的，路径管理模块需要实时获取网络状态信息，从而及时修正各路径的状态信息参数。路径状态维护通过两种方式来获取各路径的实时状态信息。一种是主动方式，路径管理模块下发指令到交换机获取其上的统计信息。另一种是由分布在网络交换设备的路径调度模块定时或由于异常事件触发而发送的信息。通过这些信息，路径管理模块重新评估路径状态。当一个流对应的路径状态修改值超过一定的门限时，将触发路径发现模块重新为此流配置路径。在路由信息表更新时将触发路径管理模块，同时更新位于各交换机分布式存储的路由信息表。

3）路径调度模块

路径调度模块部署在各网络交换设备中，当流进入网络时，接入交换机流标识判断是否为该流提供多路径服务。若是，路径调度模块则负责为该流中的数据包选择递送的路径。

当路径调度模块收到来自本地终端发送服务流的数据包时，需要将流的数据包分配到多条路径中进行传输。不同流可用路径数量$\leqslant K$，同一流可用的多条路径间的性能参数存在差异（如带宽、延迟等）。路径调度需要合理分配流量，调度路径，如基于路径状态信息对路径可能出现的拥塞进行预判，进而决定使用哪些路径进行传输后，将路由信息封装在数据包中，并转发到路径对应的接口。

从发送端到接收端的流将分配到不同的路径中传输，路径性能的差异将导致接收端接收到的数据包发生乱序，这种情况将使发送端误以为网络拥塞，从而进行无效的快速重传，缩减拥塞窗口，降低发送速率，导致流传输性能下降。路径调度模块开辟出一定的缓存区来调节数据包的发送顺序，尽量保证数据包被接收端按序收到，从而抑制乱序程度及由此造成的后果。

同时，路径调度模块还负责采集路径状态信息，并将信息反馈到位于控制器上的多路径路由服务应用。对于路由信息表中暂时没有承担流传输任务的路径，路径调度模块定时生成心跳包，心跳包携带发送时间戳、序号等信息探测、获取空闲路径的状态参数信息。

多路径路由系统是一个协调统一的整体，系统中包含的各个功能模块相互配合，以达到系统设计的目标。

7.3 协议设计

在多路径路由中为了减少由于使用多路径传输造成交换机流表项的倍增（交换机中流表总是稀缺资源），所以采用源路由来传递数据包。源路由采用转发出端口序列。源路由转发示例如图 7.2 所示。

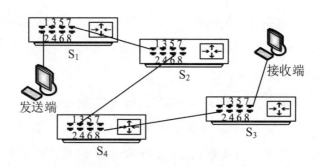

图 7.2 源路由转发示例

发送端到接收端的路径 P={S_1,S_2,S_4,S_3}，其中 S_1 是发送端的接入交换机。当 S_1 接收到多路径路由服务流时，通过查询路由信息表，得到路径{S_2,S_4,S_3}，该路径在信息表中表示为到路径下一跳节点的转发出端口，如 S_1→S_2 的转发出端口为 7，S_2→S_4 的转发出端口为 6，S_4→S_3 的转发出端口为 8，因此该路径表示为 {7,6,8}。S_3 是接收端的接入交换机，也就是路由路径的终点。

当使用源路由实现多条路径数据传输服务时，网络接入交换机负责对多路径路由服务流的数据包进行处理，处理后的数据包将携带其所有路由路径信息。路由服务是网络层服务，目前网络中的网络层通信协议主要是 IP 协议，本节以此协议定义了多路径路由数据包在网络中传输的数据格式。

为使设计具有良好的协议兼容性，IP 协议支持 IPv4 和 IPv6 两个版本，实现了数据包格式的兼容。下面以 IPv4 协议为例加以说明。IPv4 的头部通用数据格式如图 7.3 所示。

版本	首部长度	服务类型	总长度
标识		标志	片偏移
生成时间	协议	首部校验和	
源IP地址			
目的IP地址			

图 7.3　IPV4 的头部通用数据格式

为了保持与原有 IPv4 数据包格式的兼容性，同时可以实施源路由传输（路径由数据包显式携带），在新的数据包格式中，将源 IP 地址与目的 IP 地址替换为端口地址包标识的路径，也就是数据包进入接入交换机后，IP 头部的源 IP 地址与目的 IP 地址将被基于转发出端口编号表示的路径替代，这种替代将使 IP 头部在整个路径传递期间无法通过 IP 地址正确地标识此数据包。由于接收端只有接收到正确格式的数据包才能正常解析、提取信息，因此与接收端连接的网络交换机需要将数据包复原成其进入网络时的格式。为便于数据包携带其身份信息且易于恢复，系统提供了数据包身份信息映射机制。

在本节的设计中，在网络入口（发送端接入交换机）将（源+目的 IP 地址、源+目的端口）的值哈希映射到（源+目的端口），并将映射后产生的值替代传输层协议中原有的（源+目的端口）字段的值。在出口处通过同样的计算可以得到相同的映射表，当数据包到达网络出口时，依照映射关系将数据包 IP 头及 TCP（UDP）头的地址字段复原即可。

假定单一交换机端口数目不超过 24 个（交换机的最大端口数量），由于网络中实际部署的交换机的端口数目超过 24 个，此时设计中采用逻辑分割的方法，将物理上超过 24 个端口的交换机在逻辑上划分为多个不超过 24 端口的逻辑交换机。譬如，将 48 个端口的交换机划分为 2 个 24 个端口的逻辑交换机。

每个交换机的端口进行本地编码（1～24），用二进制数表示需要 5 位。IPv4 中 IP 地址区域共有 64 位，改为支持多路径路由数据包格式。这 64 位中，4 位用来标识 IP 包类型为多路径路由传输数据包，10 位用于当前路径数据包序列号（子流序列号），剩余 50 位用于填充 10 个交换机数据包转发出口（本地端口）编号。因此，最多表示 10 个网段的路由路径。对于超过 10 个网段的路由路径（我们的应用没有超过 10 个网段的路径），在设计中预留了扩展空间，长路径（超过 10 个网段）采用路径分段表示，每个路径分段长度不超过 10，每分段路径的终点（出口交换机）同时是另一段路径的起点（入口交换机），由此交换机实现流的转发路径分段替换，实现接力传输。如图 7.4 所示，示例中数据包头中 IPv4 的源地址与目的地址字段（共 64 位）被一个最多拥有 10 个网段路径的数据包的源路由路径替代，当路径网段数少于 10 个网段时，不足部分填充二进制数 11111。

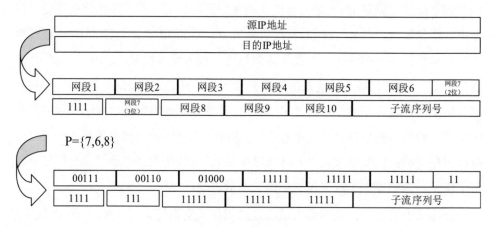

图 7.4　源路由路径端口编码格式示例

IPv4 中的 IP 地址分为 A 类地址（0）、B 类地址（10）、C 类地址（110）、D 类地址（1110）和 E 类地址（1111）。在我们的应用中，如图 7.4 所示，IP 地址头部字段目的 IP 位置的前四位固定设置为 1111，用于区分转发过程中的多路径路由传输流和普通流。

表示下一条转出端口使用 5 位二进制数表示，0 表示一条路径当前分段结束需要转入下一分段的传输，1～24 表示普通的转出端口，25～30 表示特殊用途的数据包，31（11111）表示已到接入交换机。其中，25 表示该数据包是心跳探测包，26 表示该数据包是心跳响应包。

从改造后的数据包格式构成可以看出，在对数据包进行格式改造时，最大努力地保留了与原 IPv4 协议的兼容，同时兼顾了扩展性。

子流序列号用来标识流的一条路径上发送的数据包的序号。在选用的同一条路径上发送的数据包的子流序列号是连续的。接收端接入交换机可以根据该序号判断路径上是否发送丢包。当收到的数据包子流序列号出现断续时，可以判断该路径出现丢包。

在心跳数据包中没有信息数据，数据包信息部分包含发送时间戳和路径拥塞度两个参数值的数据。

发送时间戳，占 4 字节，接收端的多路径路由服务器根据该时间戳及数据包的接收时间，计算单向延迟、延迟变化范围等路径质量参数信息。

路径拥塞度，占 4 字节，为本端多路径路由服务器根据收到的数据包的发送时间戳、子流级序号计算得到的子路径拥塞度的值。当从发送端向接收端传输数据时，计算的是发送端方向上的子路径拥塞度；当从接收端向发送端发送数据时，计算的是接收端方向上的子路径拥塞度。

7.4　路由策略

7.4.1　路径发现

使用多路径路由进行通信，需要在 SDN 控制器上部署多路径路由服务。希望获取多路径传输服务的终端需要注册所需的服务，该服务可以灵活注册，可以申请单方向的多路径路由服务，也可以申请双方向的，以及传输性能配置和安全配置。因此，多路径路由服务支持灵活的配置。

多路径路由属于网络层路由服务，选路、转发是其基本的两大功能。在本设计中，多路径路由协议与功能实现部署在网络设备中，通信终端（发送端或接收端）既不需要安装额外的软件，又与现存协议栈兼容。在多路径路由服务监听到需要服务的对象，根据服务注册表中的信息启动多路径路由服务。

在系统中，路径发现模块基于路径生成策略，实时根据网络拓扑与状态为服务流生成多条路径集，完成多路径信息初始化。每条多路径信息包括流标识（源/目的 IP 地址和源/目的端口号）、路径显式表示（交换机+端口号）、延迟值、丢包数、拥塞度、路径可用带宽度量等信息。延迟值与拥塞度是通过部署在交换机的路径调度模块发送心跳包测量预测获得的，初始值设定为 0。路径可用带宽通过采集交换机上的统计信息计算获得。

在初始化阶段，路径发现模块先根据网络拓扑信息计算网络中所有节点对间的可用路径。可用路径包括链路可达的所有路径。这种可达路径较多，各路径间具有一定的差异性。对网络多路径路由传输来讲，这种差异性越小，缓解由其差异性带来的处理压力自然也就越小，对网络传输的稳定性也更加有益。同时，限定节点对间可用路径之间的差异性也减少了可用路径的数目，降低了后续路径管理与调度的复杂性。定义路径差异值等于用于传输的可用路径与 OSPF（Open Shortest Path First，开放最短路径优先）计算所得路径的转发节点差，在计算可用路径时限定该值为 K（该参数可由网络管理员设定），最大差异值为最后计算的可用路径中转发节点与 OSPF 计算所得路径包含转发节点差的最大值，也就是，允许最大转发节点的路径比最短路径多出的转发节点个数。OSPF 最短路径的差异值为 0。对于每对节点的所有可用路径，按照路径的差异值从小到大排序，差异值相同的可用路径中按路径的权重（如路径的带宽）从小到大排序，以便后续为数据流的选路做好准备。下面阐述可用路径计算的详细过程。

若网络模型化为有向图 $G(V,E)$，其中 V 是网络中节点的集合，E 是网络中链路的集合。网络中节点的数 $n=|V|$，链路数 $m=|E|$。对于节点 v_i（$v_j \in V$），存在链路 $e_{i,j} \in E$，$w_{i,j}$ 表示此链路的权重。

网络中的一对节点 $\langle S,D \rangle$，其中 $S \in V$ 表示源节点，$D \in V$ 表示目的节点，从

源节点到目的节点的路径表示为节点序列 $p^{S,D}=\left(v_1,v_2,\cdots v_m,v_{m+1},\cdots,v_n\right)$，其中 $v_1=S$，$v_n=D$，路径长度为 $\mathrm{len}=n$，len 表示路径上的节点数目（包括源节点和目的节点）。节点 v_1 的下一跳为 v_2，依次类推。

对于一条路径 $p^{S,D}=\left(v_1,v_2,\cdots,v_m,v_{m+1},\cdots,v_n\right)$，该路径中 v_m 的下一跳为 v_{m+1}，若调整 v_m 的下一跳为 v_j，则调整后路径为 p^{S,v_m} 和 $p^{v_j,D}$ 的组合，$p_{\mathrm{adjust}}^{S,D}=p^{S,v_m}\cup p^{v_j,D}$，其中 $p^{v_j,D}$ 为 OSPF 最短路径。检查 $p_{\mathrm{adjust}}^{S,D}$ 是否为简单路径（不包括环），若是，差异值小于 K，则加入可用路径集合。类似的，更换路径中的调整节点，获取可用路径集合。

一对节点 $\langle S,D\rangle$ 的可用路径集合计算过程如下。图 7.5 所示为可用路径计算流程。

（1）基于最短路径优先原则计算 $\langle S,D\rangle$ 的最短路径 $p_0^{S,D}=\left(v_1,v_2,\cdots,v_n\right)$，$v_1=S$，$v_n=D$，将该路径加入可用路径集合 $P^{S,D}=\{p_{i,w}^{S,D}\mid 0\leqslant i\leqslant K\}$，集合中的元素 $p_{i,w}^{S,D}$ 表示差异度为 i、权重为 w 的可用路径。

（2）计算从路径第一个节点（源节点 v_1）开始到目的节点的所有路径，将差异度小于 K 的简单路径加入可用路径集合 $P^{S,D}$。

（3）将路径集合 $P^{S,D}$ 中的路径逐一取出（遍历），将调整节点更改为路径中的第二个节点 v_2，计算所有路径，将差异度小于 K 的简单路径加入可用路径集合 $P^{S,D}$。

（4）将调整节点更改为路径中的第三个节点，重复（3）的过程，直到调整节点到目的节点 D。

对通过网络传输的数据流来讲，确定其源节点和目的节点后，路径的计算与网络拓扑有关。对于一个拥有 n 个网络节点，每对节点间最短路径为 m 的网络，其整个网络可用路径的计算复杂度为 $O(C_n^2 m^K)$。这种计算复杂度较高，显然不适合实时在线应用。由于网络整体拓扑处于相对稳定状态，所以可先在初始化阶段进行计算，然后在网络拓扑出现变化时进行调整，从而保证网络路由服务的实时性。

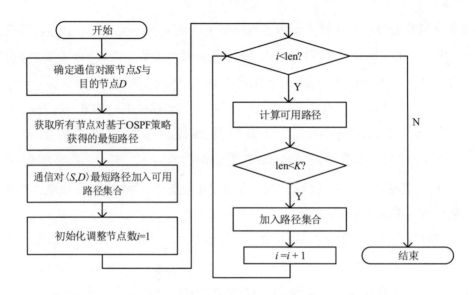

图 7.5　可用路径计算流程

7.4.2　路径管理

在流传输过程中,路由管理负责对路由信息表中的路径表项根据实时网络状态进行维护,获取各条路径的参数信息,修改对应表项或增删表项,并使集中部署在应用层和分布部署在数据链路层的两张路由信息表保持一致。路由信息表提供给路径调度模型作为流分配和路径调度的依据。

多路径路由中通过两种方式来获取各路径的状态信息。对于正在承担流传输的路径,一种是通过 SDN 控制器查询获取网络中各交换机的统计信息,另一种是通过路径调度模块定时发送心跳包获取路径状态参数信息。

心跳包可以探测路径的可达性,同时可检测路径的状态参数。心跳包包含发送时间戳、路径拥塞度。心跳包的序列号不必与发送的流保持同样的序列。当发送端接收到心跳包后,立刻发送响应包,响应包序列号与对应的心跳包相同,同样携带时间戳、路径拥塞度。支持 TCP 协议的心跳包的格式如图 7.6 所示。支持 UDP 协议的心跳包的格式如图 7.7 所示。

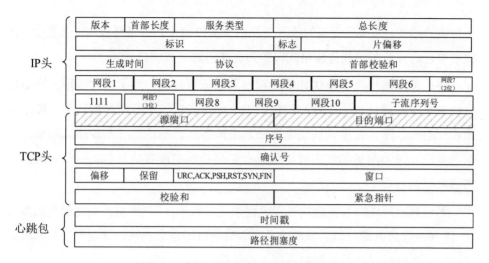

图 7.6　支持 TCP 协议的心跳包的格式

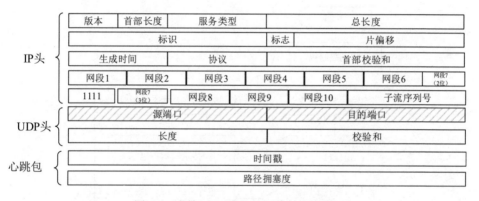

图 7.7　支持 UDP 协议的心跳包的格式

心跳包由部署在交换机的路径调度模块发出，可根据需要设置定时发送间隙。心跳响应超时设置为预估 RTT 的两倍，若超时触发，则路径标识为暂不可用。

7.4.3　路径调度

路径调度模块是基于网络功能虚拟化实现的针对多路径路由数据传输的专用虚拟设备，直接与交换机配对部署。路径调度模块部署地点是网络接入交换机。邻接发送端的接入交换机负责为发送端输入到网络中的流数据包在路径集中选择路径传递、动态调度分配路径集中各路径的使用，并将数据包处理为适合多路径传输的格式。邻接接收端的接入交换机负责接收来自多条路径的流数据包,并将数据包格式从多路径传输格式转换为普通的通信协议格式。

路径调度模块除了递送传输终端输入的流数据包,为了优化多路径路由数据传输系统的运行,还执行心跳包的生成和收发。除了这两种为适合多路径路由设计的包,路径调度模块还需要处理维护多路径路由运行的控制状态包,如来自多路径路由服务的状态查询信息包和路径状态配置信息包,以及生成的状态信息反馈包等。

路径调度模块对数据包的处理流程如图 7.8 所示。对于输入调度模块的数据包,先判断数据包是封装后的多路径路由数据包还是来自路径管理模块的系统状态控制包,然后对两类数据包分别进行处理。

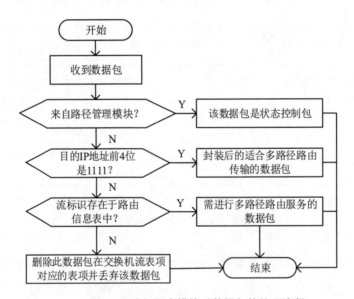

图 7.8　路径调度模块对数据包的处理流程

路径调度模块对数据包的处理步骤描述如下。

(1)路径调度模块根据数据包的标识(源/目的 IP 地址、源/目的端口号、协议)判断其是否来自应用层的路径管理模块发送的状态控制包。若是,从中先筛选出状态控制包;若不是,进入下一步。

(2)检测目的 IP 地址前 4 位是否为 1111。若是,从中筛选出支持多路径路由传输封装好的传输数据包；若不是，进入下一步。

（3）查询流标识是否存在于路由信息表中。若存在，从中筛选出需要重新封装为支持多路径路由传输的数据包；若不存在，进入下一步。

（4）丢弃该数据包。

判断出数据包的类型后，需要分别对数据包进行处理。

1）状态控制包

状态控制包来自路径管理模块，包括两种。一种是配置路径调度模块本地路由信息表的控制数据包。当路径调度模块接收到此类数据包时，根据控制包信息，添加、删除、更改路由信息表数据相关条目。另一种是状态查询包，路径调度模块根据本地路由信息表内容，按照查询表要求组织信息发送至路径管理模块。路径管理模块对状态控制包的处理流程如图 7.9 所示。其详细步骤可描述如下。

（1）若为包含配置信息的状态控制包，调用路由信息维护函数，使本地路由信息表与路径管理模块集中存储的路由信息表保持一致，完成后生成对应应答数据包来确认。

（2）若为状态查询包，依据查询内容，查询并从本地路由信息表中提取相关内容，完成后生成对应状态应答数据包。

（3）将生成的应答数据包发送至路径管理模块。

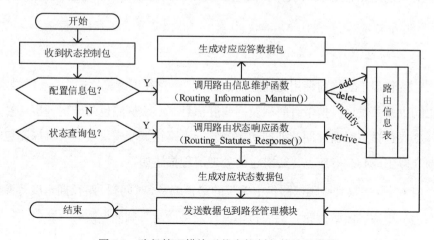

图 7.9　路径管理模块对状态控制包的处理流程

2）目的 IP 地址前 4 位为 1111 的数据包

目的 IP 地址前 4 位为 1111 的数据包是被多路径路由系统封装后的数据包。为更好地支持多路径传输，需要将典型的 IP 协议头部中的源/目的 IP 地址所占的 64 位重新定义。此类数据包主要有两种：一种是提供数据传输服务的流通信数据传输包；另一种是探测路径性能状态的心跳包。多路径路由格式封装数据包处理流程如图 7.10 所示，具体处理步骤可描述如下。

（1）若收到的数据包目的 IP 地址前 4 位为 1111，意味着该包支持多路径路由传递，经过路径调度封装。这种数据包大体分为两类：一类是用于探测路径性能状态的心跳包；另一类是流通信数据传输包。对于此类包先按序检查端口地址，若查询到第一个值不是 11111 端口地址，但端口号在 1～24 之内，则标识该包在本地交换机的转出端口。若已到网络的最后一跳（端口在路径序列里为最后一个，也就是值为序列号为 10 或者后续端口号为 11111），包解除支持多路径路由封装，复原为普通 IP 数据包，否则包转发至该端口前将标识端口号的值设置为 11111。

（2）若端口号为 25 或者 26，则意味着收到心跳包，需按照心跳包类型加以处理。

（3）若端口号为 11110，则意味着一个网段路径结束，包在转发到出端口前，需要从路由信息表中填充新网段显式路径到源/目的 IP 地址，并进行再一次封装。

3）心跳包

心跳包用于对当前使用路径性能的探测，由路径调度模块产生。心跳探测包为主动生成并发送，携带时间戳及拥塞度信息。心跳探测包的产生为事件触发。事件主要包括定时器过期及外部动作触发。当路径调度模块收到心跳探测包时，需要立即生成心跳响应包。心跳包的处理流程描述如下。

（1）提取接收到心跳探测包中携带的路径编号、时间戳、路径拥塞度等参数。

（2）生成心跳响应包，响应包中路径编号应与收到的探测包一致。

（3）沿心跳包传输路径反向发送心跳响应包。

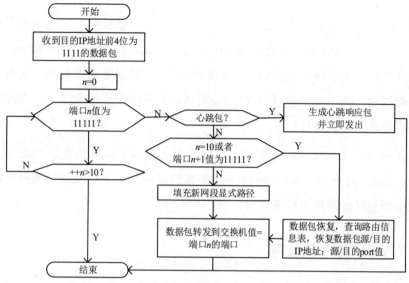

图 7.10　多路径路由格式封装数据包处理流程

心跳响应包处理步骤描述如下。

（1）提取接收到心跳响应包中携带的路径编号、时间戳、路径拥塞度等参数。

（2）依据路径编号、时间戳等参数，判断其是否超过门限，并重置门限。

（3）通过时间戳、路径拥塞度等调用参数预估程序，重新估计该路径的参数，并更新路由信息表。

7.5　路径多样性传输问题处理

由于使用多条路径进行信息传输，要实现可靠的数据传输，必须要处理接收端收到的数据包的乱序问题。递送信息过程中使用的多条路径不可避免存在性能上的差异，如不同的传输延迟、不同的带宽。这种路径传输性能的差异使接收端接收到的数据包顺序与发送端的数据包发送顺序不同，也就是数据包乱序。因此，不能将这些接收的数据包直接递交上层协议和应用。如果要实现可靠的数据传输，接收端在发现一些数据包未按预期顺序到达时，由于发送端无法得到正确的回应，会重新传输这些数据包。这些重传数据包中可能存在由传递路径多样性而导致迟达的数据包，从而产生无效的快速重传。同时，发送端会将数据包丢失作为传输路径出现拥塞的一种信号，当出现拥塞时，发送端通常会减少发送到链路中的数据包（减小发送窗口的大小）。若数据包乱序程度严重，会造成接收端无法重组信息，导致缓存耗尽。

无论是发送端错误降低发送速率还是接收端缓存堵塞都会造成流传输性能下降。因此，有必要在多路径传输中，对发送流的路径分配及路径选择策略进行合理协调来降低数据包乱序程度。

7.5.1 数据包乱序

在典型面向连接的基于 TCP 协议的数据通信中，由于采用一条路径传输数据流的所有包，因此当接收端收到的数据包序号与所期待接收的数据包序号不同时，可以将此解释为路径传输中发生数据包丢包。

假设发送端发送的某个数据包在路径传递过程中发生传输错误或者节点拥塞，这个数据包会被网络节点丢弃，而该数据包后面的数据包被接收端正确接收，此时，接收端检测到接收的数据包的序号与期望的序号不一致，所以不能递交给上层应用协议，需要将数据包暂时保存在缓存中，并发送相应的回馈信息给发送端，要求发送端重传丢失的数据包，等接收到这些数据包后，按序将数据包递交上层应用协议。

面向多路径传输时，由于路径间的传输性能存在差异（如带宽、延迟等），发送到延迟短的路径的数据可以后发先至，此时接收端发生乱序，若按照丢包信号进行处理会导致数据包重传，不仅会造成资源浪费，还会降低传输性能。数据包多路径传输乱序如图 7.11 所示。

如图 7.11 所示，发送端 S 需要传输流 M 到接收端 D，M 首先被分段打包为一系列的数据包，假设序号为 $i,i+1,i+2,i+3,i+4$，S 到 D 存在两条路径，即路径 1

和路径 2，路径 1 的延迟为 T_1，路径 2 的延迟为 T_2。按照流分配原则，路径 1 承担 3/5 的流量，路径 2 承担 2/5 的流量。假如流调度的原则是先发送流量到路径 1，后发送流量到路径 2，则数据包（$i,i+1,i+2$）传输到路径 1，而数据包（$i+3,i+4$）传输到路径 2。若 $d_s1+2\times d_s2>T_1-T_2>d_s1+d_s2$，此时当（$i+3$）到达接收端时，（$i+2$）数据包还未到达，若 $2\times d_s1+2\times d_s2>T_1-T_2>d_s1+2\times d_s2$，此时（$i+3,i+4$）到达接收端时，（$i+2$）数据包还未到达。

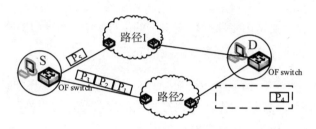

图 7.11　数据包多路径传输乱序

T_1=发送延迟+处理延迟+传播延迟+排队延迟

路径 1 的发送延迟：d_{s1}=数据包长度/信道带宽

路径 2 的发送延迟：d_{s2}=数据包长度/信道带宽

接收端因收到乱序的数据包而产生的影响主要有两个方面。一是接收端未能收到预期的数据包，导致发送端误以为数据包丢失，从而引发快速重传，同时拥塞控制算法控制下的窗口大小将减小。二是由于乱序数据包缓存在接收端，当接收端缓存满时会导致传输阻塞。

因此，如果不考虑路径传输性能的多样性进行传递，就会造成无法预测的乱序，导致发送端拥塞窗口大小减小，甚至接收端由于缓冲区满，无法接收新的数据包，导致传输拥塞。这些不仅造成流传输性能下降，还会导致网络资源浪费。

7.5.2　缓解乱序

为了解决乱序带来的传输性能下降，端到端的多路径路由协议（如 SCTP 和 MPTCP）中均采用响应的缓存机制。当接收到序列号为 n 数据包，而 n 不是所期望接收数据包的序列号值时，将 n 数据包暂时缓存起来，当序列号 n 之前的数据包都收到后再将 n 数据包递交上层协议或应用。

基于缓存原理，我们在多路径路由接收端接入路径调度中也建立了缓存机制，当发生由多路径传输引起的乱序时，将暂时缓存乱序的数据包，在将数据包重新排序后再递交接收端。

1）确认多路径传输乱序

这里关注的主要是由多路径传输引起的乱序。对于不是由多路径传输引起的乱序，将不是多路径路由服务需要解决的问题。

由流多路径传输数据包格式可知，流在分配到各个路径传输时，每个路径中传输的数据包都按照顺序分配一个路径相关的序列号，这里称其为子流序列号。同一路径中发生乱序，往往是数据包丢失造成的（也可能是该路径发生拥塞和错误的信号），与路径的多样性无关，因此对于子流序列号乱序，路径调度将不加缓存，直接递交接收端，由接收端处理。

对于一个流，流中的每个数据包都分配一个序列号，该序列号用于重组流。在单路径数据传输中，流中的数据包按同一路径传递，若路径不发生故障，则接收端接收数据包的顺序与发送端发送数据包的顺序相同。多路径路由与单路径不同，一个流中的数据包通过多条路径从发送端传输到接收端，由于路径间的传输性能的差异可能使接收端从网络接收到的数据包顺序与发送端发送到网络的数据包顺序不同，产生数据包乱序现象。这一现象表现为接收端邻接网络接入交换机接收到的数据包中每条路径的子流序列号未发生乱序，而整个流序列号发生乱序，此时交换机需要将后发先到的数据包缓存，等待其先发送的数据包到达后，一并递交接收端。

2）缓存设计

接收端接入交换机所部署的路径调度模块接收的数据包可能来自多条路径。这些数据包分属不同的流。对于其中一个流，其所需的缓存空间需要容纳其所有路径传输的差异性导致乱序的数据包。乱序的数据包主要是由路径传输延迟造成的，若流同时使用 n 条路径传输，路径编号为 $1\sim n$，每条路径上流所分配递送带宽分别为 $B_1, B_2, \cdots, B_n$，路径延迟 $D_1 \leqslant D_2 \leqslant \cdots \leqslant D_n$，则第 n 条路径一个数据包由发送至到达这一时间段内，其他路径发送的数据包数目为 $D_n \sum\limits_{i=1}^{n-1} B_i$，由此可获得每个流所需的缓存容量。需要注意的是，容量是一个以时间 D_n 为周期的分段增函数，因此路径调度模块所需的缓存容量可以小于各流所需容量的和。

由于路径调度模块中各流共享缓存，以及流的数量是动态变化的，所以共享缓存容量也是动态变化的。流缓存的初始值可以设置为 $D_n \sum\limits_{i=1}^{n-1} B_i$，后续也可以按照缓存使用率动态调整。

路径调度模块的乱序数据包暂存在接收缓存中，数据包递交接收端的触发条件如下：①存在流的乱序数据包且没有子流乱序数据包时（解决由多路径传输导致的乱序）；②缓存达到门限，选择乱序低的流递交其接收端。

7.6 小结

本章主要介绍了多路径路由传输系统的详细设计：首先对多路径路由的传输模型进行了介绍；然后介绍了体系架构和协议设计。多路径路由基于 SDN 网络架构与网络功能虚拟化技术实现，总体上是一个分布式控制的数据传输系统。系统按照功能模块划分，主要有部署在应用层的路径发现模块、路径管理模块和分布式部署在各接入交换机的路径调度模块。

多路径路由传输系统设计的目标是为了最大化地利用网络资源增强网络的传输性能。但由于引入多路径传输，其实现与控制的复杂性要高于单路径传输。本章对由多路径传输性能多样性导致的数据包传输乱序问题进行了分析，并给出解决方案来缓解这一问题。

第 8 章

动态感知流量优化多路径路由设计

第 7 章介绍了多路径路由传输系统，主要包括路径发现、路径管理和路径调度等功能模块。路径调度是多路径路由传输的核心功能模块，决定了流在各路径的分配及路径使用。合理地分配流在各路径中的传递有助于实现高效、可靠的流传输。由于多路径路由传输中各路径间的传输性能存在差异，因此如果忽略这种差异将导致流传输性能严重下降。基于对多路径传输性能存在差异的考虑，路径调度算法通过优化各路径流量分配和路径使用以最大化多路径传输带来的优势，最小化路径差异导致的劣势。

基于对各路径状态的检测与估计（如延迟、丢包率），路径调度模块动态分配、发送到各路径的流量，实现各路径利用率均衡，避免路径出现拥塞。

8.1 网络状态感知面临的问题

在多路径路由中，若不考虑公平性问题，发送端应尽最大可能利用可用的网络带宽进行数据传输，也就是在每条路径中分配的流量最大可能达到该路径可用容量，实现聚合带宽，提供吞吐量。要实现这一目标，路径管理模块需要实时根据各路径带宽的变化调整分配到各路径的流量。由各路径传输性能的差异导致的接收端乱序可能造成的接收阻塞将影响流的整体传输平均带宽和吞吐量。因此，在分配流量到各路径时应考虑路径差异性这一约束条件。因此，流的分配可以形式化描述为带约束的最优化求解问题。

路径带宽变化和网络拥塞是动态变化的。下面对路径带宽变化和网络拥塞导致的数据包传输乱序问题进行定性分析。

8.1.1 路径带宽变化

在多路径路由传输中，假设通信对 $\langle S,D \rangle$ 正在使用它待选路径集合 $P^{S,D}$ 中的一条路径 $p_i^{S,D}$ 进行传输，在路径 $p_i^{S,D}$ 中所获得的分配带宽为 $B_i^{S,D}$。由于网络是一个共享资源，网络在同一时刻承载大量通信对间的流传输工作，不失一般性假设另一个通信对 $\langle U,V \rangle$ 此时正在使用其路径 $p_j^{U,V}$ 以带宽 $B_j^{U,V}$ 进行数据传输，且 $p_j^{U,V} \cap p_j^{U,V} = \{V,E\} \neq \varnothing V$ 是两条路径共有节点的集合，E 为两条路径共有链路的集合。通信对 $\langle U,V \rangle$ 不断提升其在路径 $p_j^{U,V}$ 上的通信流量，也就是增加其带宽 $B_j^{U,V}$，此时若 $\{V,E\}$ 中某一元素无法容纳这一增长，为了避免出现拥塞，网络应通过主动或被动方式通知发送端 S 和 U，降低发送到路径 $p_i^{S,D}$ 和 $p_j^{U,V}$ 的流量。

8.1.2 乱序问题

多路径路由使用的多条路径间存在传输性能的差异（带宽、延迟等），可能使接收端接收数据包的顺序与发送端发送数据包的顺序不同，也就是通常所说的乱序问题。当乱序出现时，收到的数据包不能直接递交上层协议或应用，需要缓存来等待期望序号的数据包。假设通信对 $\langle S,D \rangle$ 使用多路径路由进行数据传输，D 作为接收端为防止乱序开辟缓存区 C^D，大小可以容纳 n 个数据包。D 当前希望收到的数据序号为 k，若收到数据包序列号 $\geqslant k$，由于不能直接递交，所以将其存入缓存中，此时缓存 C^D 减少一个数据包空间。当数据包不断到达，而期望包一直不到时，缓存 C^D 容量将耗尽，其后果是发送端 S 将收不到来自接收端 D 的发送确认，发送端 S 将降低甚至停止发送数据包到接收端 D。

接收端乱序将对流的传输产生影响，造成通信性能下降。在多路径路由中，针对各条路径差异，发送端发送数据分组前先进行分组发送时间和顺序的调整，减小接收端乱序的发送频率。例如，发送端不是按照输入流的顺序直接转发，而是将预测可能造成乱序的数据包进行选择性（发送路径、发送时刻）发送，这样在发送端数据包的发送顺序可能与输入服务流的数据包顺序不同时，接收端接收的数据包顺序与服务流输入系统的数据包顺序是相同的，也就是通过发送端的规划使接收端可以按序接收。另外，在接收端建立缓存来存储接收到的乱序数据包，重排后输出。

基于以上两点分析，多路径路由要达到好的传输性能，需对路径传输的性能进行实时监测，并根据传输路径的传输性能变化（如带宽减少）及可能影响流传输的因素（如乱序）进行评估预测，从而及时做出适应性调整（如数据包发送序列、流量在路径上的分配等），达到优化流传输性能的目的。

8.2　路径状态预测

网络作为一种数据传递平台，接入网络中进行传输的流是随机的，而且网络中各节点与链路需处理与传递的数据包处于不断变化中，因此提供给单一流进行数据传递的路径的性能也处于一种持续变化的状态。假设用 $G = (V, E)$ 表示网络，其中 V 表示网络中不同节点的集合，E 表示网络中直接连接网络节点的链路集合。通信对的一条路径表示一个节点的集合，如通信对 $\langle S, D \rangle$ 的一条 n 个节点的路径 $p^{S,D}$ 表示为 $\{v_1, v_2, \cdots, v_n\}$，其中 $v_1, v_2, \cdots, v_n \in V$，$(v_1, v_2), (v_2, v_3), \cdots (v_{n-1}, v_n) \in E$。$p^{S,D}$ 这条路径的传输性能的高低与路径中网络节点处理能力及网络链路的状态变化相关。在多路径路由中，路径调度模块要根据通信对使用的多条路径的状态变化及时做出调整，使通信性能达到最优，这就要求路径调度模块要实时掌握各路径状态参数，做出合理的评估。

基于路径状态的实时调度，当路径调度模块预测到某一正在使用的路径存在拥塞度变大的趋势时，需要及时将该路径所承担的一部分流量转移到拥塞度变小或者本身拥塞度较轻的路径中。通过主动调配流在不同路径中传输的数据量来达到路径分配与网络状态的高度契合，从而使多路径路由的应用处于与网络适配的最优。路径调度模块依据各路径拥塞度做出合理的流分配，因此如何实时、准确预测各路径的拥塞度是调度的核心问题。

对于通信对 $\langle S,D \rangle$ 在数据传递中一条路径 $p^{S,D}$ 出现拥塞的主要原因有以下两种：路径 $p^{S,D}$ 中存在网络节点 v（$v \in p^{S,D}$）无法及时处理到达的 $\langle S,D \rangle$ 数据包；$p^{S,D}$ 中存在链路无法全部容纳到达的 $\langle S,D \rangle$ 数据包。这两种情况在 $\langle S,D \rangle$ 接收端的直接反应就是数据包的丢失。

路径的数据拥塞是一个发展的过程，可以通过两个阶段进行分析说明。起始阶段，假设 $\langle S,D \rangle$ 路径中的一条链路 $(v_{i-1}, v_i) \in p^{S,D}$ 中需要处理的数据包超出了链路容量，此时由于链路无法承载更多的负载，v_{i-1} 无法将多于 (v_{i-1}, v_i) 容量的数据包发送出去，因此这些超出 (v_{i-1}, v_i) 容量的数据包被缓存在节点 v_{i-1} 等待发送。这一情况在 $\langle S,D \rangle$ 接收端表现为数据包在路径中传输的延迟增加。如果这种情况没有缓解而是加重，那么 v_{i-1} 中的缓存将满，当有更多流要求沿 (v_{i-1}, v_i) 传递的数据包到达 v_{i-1} 时，由于没有足够的缓存空间存储这些包，v_{i-1} 将根据规则丢掉部分要求沿 (v_{i-1}, v_i) 传递的数据包。这一情况在 $\langle S,D \rangle$ 接收端表现为数据包出现丢失。因此，在接收端观察到的数据包传递延时增加和数据包丢失可作为路径发生拥塞的信号。下面对拥塞的判断与预测也是据此做出的。

在多路径路由中，通过不间断地发送心跳包，通过心跳包中的时间戳来获取路径在单一方向的数据包传输延迟。同时，基于 SDN 的逻辑集中控制方式，路径管理模块可以汇集网络中当前使用的各条路径的延迟和网络节点中数据包的处理统计数据，从而分析判断出路径是否发生拥塞、拥塞的程度及拥塞点。

多路径路由数据传输系统中，每个通信对中一个会话（数据流）使用多条路径传输，为了更好地实现流中数据包在路径中的分配传输，多路径路由为每个路径中传输的数据包独立按发送端发送顺序编号，并且传输过程中此编号被封装在数据包中。路径发送丢包时，其路径对应的丢包序号和时间戳被记录下来。根据记录的{路径号,丢包号,时间戳}，接收端可统计出获取指定路径在指定时间的丢包数。

由于丢包可能发生在路径中的任一节点,因此单一路径调度无法判断出路径的哪个(哪些)链路发生拥塞。同理,单一路径调度监测到单一路径延迟增加,也无法判断出路径中拥塞发生的地点。若要对此做出更准确的判断,则需要全网视图的路径管理模块进行分析获取。

本章将研究对象设定为通信对 $\langle S, D \rangle$ 中的流 F 采用多路径路由传递数据包,发送端 S 到目的端 D 间可用于数据传递的路径集合为 $P^{S,D}$, $P^{S,D}$ 由 S 到 D 的路径 $p^{S,D}$ 组成, $P^{S,D}$ 的第 i 条路径为 $p_i^{S,D}$。

$P^{S,D}$ 中的第 i 条路径 $p_i^{S,D}$ 的延迟 $d_i^{S,D}$ 主要由链路传播延迟 $d_{p,i}^{S,D}$、节点等待延迟 $d_{w,i}^{S,D}$ 及节点发送延迟 $d_{s,i}^{S,D}$ 组成。若 $p_i^{S,D} = \{v_1, v_2, \cdots, v_n\}$, $v_1 = S$, $v_n = D$,路径中第 k 条链路为 $\{v_k, v_{k+1}\}$, $1 \leqslant k \leqslant n-1$,则路径的传播延迟为

$$d_{p,i}^{S,D} = \sum_{k=1}^{n-1} d_{p,i,k}^{S,D} \tag{8-1}$$

路径的等待延迟为

$$d_{w,i}^{S,D} = \sum_{k=1}^{n-1} d_{w,i,k}^{S,D} \tag{8-2}$$

路径的发送延迟为

$$d_{s,i}^{S,D} = \sum_{k=1}^{n-1} d_{s,i,k}^{S,D} \tag{8-3}$$

其中,链路传播延迟与传输媒介和距离长度有关。为了便于计算,假设传播媒介在通信期间不发生变化且距离长度恒定,此时链路传播延迟将是一个不变量,同理,路径的传播延迟保持不变。路径的发送延迟与发送数据包的大小和链路的带宽有关。为了便于处理,假设数据包大小相同且链路带宽在传输期间不变,此时各节点的发送延迟将保持不变,同时路径的发送延迟为不变量。路径 $p_i^{S,D}$ 中的节点 k 的等待延迟 $d_{w,i,k}^{S,D}$ 与收到要转发到链路 $\{v_k, v_{k+1}\}$ 的 $c_{\text{input}}^{k,k+1}$ 数量和链路 $\{v_k, v_{k+1}\}$ 的容量 $c^{k,k+1}$ 有关。当 $c_{\text{input}}^{k,k+1} > c^{k,k+1}$ 时,到达 v_k 的数据包在不能得到实时处理时需要缓存起来等待处理。缓存中等待的数据包越多,等待时间越长。当缓存充满时, v_k 将依据设定策略丢弃不能及时处理的数据包。

由于 $\langle D, S \rangle$ 并不需要强制采用多路径路由，当 $\langle D, S \rangle$ 采用典型单一路径路由——OSPF 路由时，从 D 到 S 的数据使用单一路径 $p_{\text{opt}}^{D,S}$ 进行传递。下面分别从 $\langle D, S \rangle$ 采用多路径路由和采用单一路径路由两种情况讨论路径延迟的计算。

与 $\langle D, S \rangle$ 采用单路径路由不同，此时将无法通过 RTT 来计算 $P^{S,D}$ 中各条路径的延迟，这是由于 RTT 中包含发送端到接收端和接收端到发送端两条路径的延迟，而这两条路径的延迟是不同的，即使这两条路径中包含的节点相同，顺序逆反，也无法认为其延迟相同。因此，无法通过 RTT 准确得到任一条路径的延迟，使用 RTT/2 是一种简单但准确性差的方法。

为了提升获取路径延迟的准确性，可利用探测包携带的时间戳来进行估算。假设要测量路径 $p_i^{S,D}$ 的延迟，第 k 个探测包在时间 $t_{s,i,k}^{S,D}$ 发送到路径 i 上，探测包中携带时间戳 $t_{s,i,k}^{S,D}$，此时 $t_{s,i,k}^{S,D}$ 是节点 S 的本地时间。节点 D 在时间 $t_{d,i,k}^{S,D}$ 接收到 k 探测包，这里 $t_{d,i,k}^{S,D}$ 是 D 的本地时间。由于节点 D 和节点 S 的时钟并不能保证同步，节点 D 和节点 S 的时钟差异为 $\Delta_t^{S,D}$。因此，基于探测包 k 路径 i 的延迟计算如下：

$$d_{i,k}^{S,D} = t_{d,i,k}^{S,D} - t_{s,i,k}^{S,D} + \Delta_t^{S,D} \tag{8-4}$$

$\Delta_t^{S,D}$ 为一个未知的缓慢变化的量，在短时间内可以认为是一个不变量。由于单一路径延迟的变化是该路径是否发生拥塞的信号，通过探测包 $(k+1)$ 路径 i 的延迟如下：

$$d_{i,k+1}^{S,D} - t_{d,i,k+1}^{S,D} - t_{s,i,k+1}^{S,D} + \Delta_t^{S,D} \tag{8-5}$$

则路径 i 的延迟变化为

$$\Delta_t^{d_i^{S,D}} = d_{i,k+1}^{S,D} - d_{i,k}^{S,D} = t_{d,i,k+1}^{S,D} - t_{d,i,k}^{S,D} + t_{s,i,k}^{S,D} - t_{s,i,k+1}^{S,D} \tag{8-6}$$

从上述公式可以看出，路径 i 的延迟变化只与发送端及接收端的数据包发送时间和接收时间相关，可忽略与接收端和发送端时钟误差的关系。

假设路径 i 的最大延迟与最小延迟分别为 $d_{i,\max}^{S,D}$ 和 $d_{i,\min}^{S,D}$，则路径 i 的延迟变化最大范围为

$$\Delta_{t,\max}^{d_i^{S,D}} = d_{i,\max}^{S,D} - d_{i,\min}^{S,D} \tag{8-7}$$

路径延迟是一个连续变化的变量，因此基于对路径延迟的测量，可以通过以下方程获得：

$$d_{i,k+1}^{S,D} = \alpha d_{i,k}^{S,D} + (1+\alpha) d_i^{S,D} \tag{8-8}$$

其中，$d_i^{S,D}$ 为当前测量值，α 取值与探测包发送的时间间隔和网络流量的变化趋势相关，当探测包发送时间间隔小、变化趋势缓慢时，α 取值小，反之则大。

为了更直接地显示当前路径的拥塞度，本章对延迟变化进行归一化处理，对于通信对 $\langle S,D \rangle$ 的第 i 条路径，其拥塞度 CD_i 的预测值可通过以下公式获得：

$$\mathrm{CD}_i = \frac{d_{i,k+1}^{S,D} - d_{i,\min}^{S,D}}{\Delta_{t,\max}^{d_i^{S,D}}} \tag{8-9}$$

拥塞度 CD_i 的取值空间为 $[0,1]$，CD_i 值越小，说明拥塞程度越轻，反之则重。

基于拥塞度调整流的分配在考虑拥塞度变化的同时，拥塞度的变化趋势是另一个需要考虑的问题。拥塞度的变化趋势指的是拥塞度变强或变弱的趋势。这种趋势可以通过比较两次测量的路径延迟的增大还是减少来判断。当 $d_{i,k+1}^{S,D}$ 的值大于或等于 $d_{i,k}^{S,D}$ 时表明拥塞度变大或不变，当 $d_{i,k+1}^{S,D}$ 的值小于或等于 $d_{i,k}^{S,D}$ 时表明拥塞度在变小。同样，为了消除发送端与接收端的时钟误差而引入的误差，可以使用 $d_{i,k+1}^{S,D} - d_{i,\min}^{S,D}$ 和 $d_{i,k}^{S,D} - d_{i,\min}^{S,D}$ 的值来加以比较。

当路径发生丢包时，往往意味着路径的拥塞程度已经十分严重。典型的基于 TCP 协议的数据传输应用中，丢包表现为接收端连续收到序号不连续的数据包，当这个次数超过设定的门限（如 3）时，传输路径出现丢包。由于丢包可能是由网络拥塞造成的，为缓解丢包可采取的措施是减缓发送端发送数据到网络中的速度，如调整 TCP 发送端的发送窗口，这种调整通常按照加性增加、乘性减少的原则实施。也就是说，当判断丢包成立时，直接将发送窗口减少一半。因此，在判断拥塞度时发现，丢包将拥塞度增加一倍。

这里需要注意的是，当链路是无线链路时，由于链路差错出现的丢包将和由拥塞引起的丢包集中体现为接收序列号的不连续,此时应以丢包的变化量而不是丢包数作为拥塞度的判断依据。

首先,根据路径的延迟及其变化趋势结合丢包率可以感知当前路径的状态。其次,根据路径的状态调整路径的流分配,从而获取好的通信性能。路径流分配的调整如下。

当路径 i 的拥塞度超过阈值时,意味着继续分配更多的流到路径 i 将进一步恶化路径的拥塞,此时应降低该路径分配的流量;反之则增加。

8.3　流量优化算法设计

图 8.1 所示为基于网络状态预测的流量优化算法总体设计。流量优化算法先根据网络拓扑计算得到通信节点对间的可用路径集合,可用路径集合内的路径是通信节点对间传递可以选择的路径,路径集合在流传输初始化时生成,每当网络状态发生变化时,需对路径集合重新计算并更新。

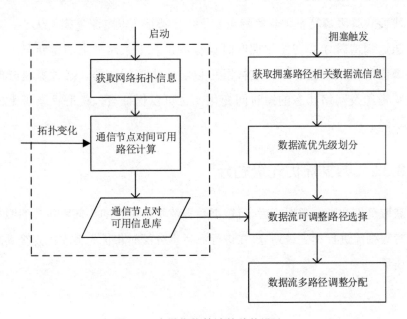

图 8.1　流量优化算法的总体设计

接收多路径路由服务的流先被分配到多条路径传输。然后，系统等待触发信号，若接收到拥塞信号，意味着网络中用于数据传输的路径中有某条路径的拥塞度超出了阈值。系统一旦接收到拥塞触发信号，就开始按拥塞处理并计算。系统从网络信息库中提取拥塞路径相关的数据流，对数据流进行等级划分，根据流的源与目的 IP 地址找到相应的网络接入点，在各自对应的可用路径集合中选择流迁移的路径，将更多的流量分配到其他拥塞度较低的路径中，从而缓解网络拥塞，降低丢包率。

8.3.1　获取拥塞路径上的数据流

系统接收到拥塞信号后，路径调度模块从网络信息库中检索出拥塞路径，并找出与此路径相关的数据流信息。根据远程医疗网络承载的服务类型不同，可以将网络中的流大体分为两类，即大流和小流。对于网络中的小流，由于其持续时间短，因此可能在调整完成时流已经结束了数据传递，从而造成不必要的网络资源浪费。而对于网络服务的大流，其持续时间长，因此对这样的流在多条路径进行重新分配具有更重要的意义。

基于网络服务特征（业务特点）及统计特征，设定流量阈值大小，只有当流量超过阈值时才会在发生拥塞时进行流量在多条路径上的重新分配。对于小于阈值的流则直接忽略。这样既可以防止小流导致的非必须流量分配带来的控制资源及网络状态的短时间变化，也可以保证有效缓解拥塞带来的传输性能下降。

8.3.2　数据流优先级划分

获取受拥塞影响数据流后，可根据数据流中数据包的头部所包含的服务类型信息对数据流进行优先级划分，在进行流量重分配时将优先考虑优先级高的流的传输质量。

根据 IPv4 协议，IP 数据包的头部包含 3 位 TOS/DSCP 字段。在应用中，通过对这 3 个字段进行设置将数据流的优先级划分为 8 个等级。对于传输性能要求高的应用可设定较高的优先级，这里设定 TOS 数值越大，优先级越高。IPv6 中的 TOS 定义与 IPv4 不同，DSCP 包含 6 位，因此一共可以设置 64 个优先级。

8.3.3　流量路径重分配方案

在网络状态发生变化引起路径拥塞而进行流量重分配时，优先考虑拥塞相关所有流的传输性能需求，综合选择路径进行流量的重分配，最大可能满足所有流的传输性能需求，缓解网络拥塞，降低丢包率。

基于业务需求及流特征，流量重分配将流分为两大类。根据设定阈值，优先级高于阈值为 A 类，其余为 B 类。对于 A 类流，系统将严格按照优先级的高低进行流的重分配，优先级高的流可以优先使用拥塞度低且带宽充裕的路径来分担拥塞路径的流量。可用路径按照带宽大小、拥塞度、路径长度进行排序，这样就可以保证优先级高的流可以得到路径长度小、带宽大、拥塞度小的路径，不仅响应时间短，而且调整后发生再次拥塞的概率也低。若所有可用路径都不能承载拥塞路径所承担的流量，则先选择带宽最大的路径，然后将剩余流量分配到另一条路径，此过程可以依次进行下去，这样可以优先确保高优先级的流尽可能不产生丢包。对于 A 类中相同优先级的流，按照已发数据量大小的原则依次进行流量重分配，优先为已发送流较多的流服务。若优先级相同，已发流量也相同，则随机选择优先服务顺序。

对于 B 类流，系统则按照公平原则进行流量的重分配，此时综合考虑流的传输需求和优先级来确定流的重分配顺序。当多条流分配路径出现重叠时，根据公平性原则，将重叠路径带宽平均分配给发生冲突的流。

路径选择流程如图 8.2 所示。对基于网络状态预测的需重分配的流路径选择过程的描述如下。

（1）根据系统设置的优先级阈值，将需要进行重分配的流分为 A、B 两类。

（2）先找出 A 类流中优先级最高的流，若存在同一级别有多个流，则随机选择一个。

（3）为选择的流实施拥塞路径流量迁移，判断是否存在单一可承担迁移流的路径。若存在，则直接进入第（4）步；若不存在，则跳转至第（11）步。

（4）为流在可用路径集合中选择迁移路径，若存在多条可承担拥塞路径流量的路径，则选择权重最高的路径作为迁移路径；若权重最高的路径有多条，则随机选择一条。

（5）判断是否还有 A 类流，若有，则跳转至第（2）步；若没有，则进入第（6）步。

（6）同时对所有未选择路径的 B 类流从可用路径集中选择路径。

（7）判断所有 B 类流是否存在可用路径，若存在，则进入第（8）步；若不存在，则跳转至第（11）步。

（8）判断这些 B 类流选择的路径是否存在链路竞争，若存在，则进入第（9）步；若不存在，则跳转至第（10）步。

（9）基于公平分配准则为存在链路竞争的流选择路径。

（10）判断是否还有 B 类流需要选路，若有，则跳转至第（6）步；若没有，则跳转至第（12）步，重分配结束。

（11）若所有单一可用路径都不能满足流迁移需要，则按权重对可用路径集合中的路径进行排序，按序在可用路径集合中选择带宽最大的路径作为迁移路径，若存在多条路径带宽、权重相同，则随机选择路径。先修正流带宽（减去所选路径带宽），然后进入下一轮选择，返回第（2）步。

（12）结束。

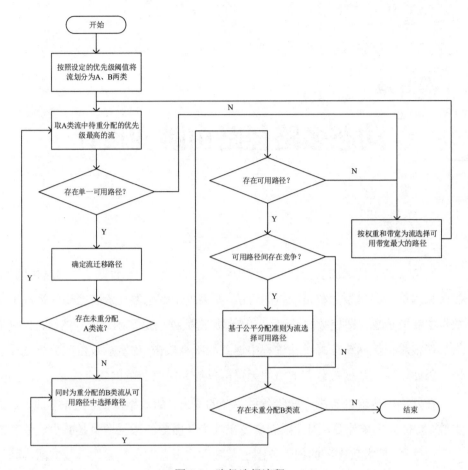

图 8.2　路径选择流程

8.4　小结

从以上对算法的详细阐述中不难发现，本章提出的基于 SDN 的广域网流量优化算法将静态路径计算和动态流量调整分开，比较耗时的路径计算部分在系统加载时完成，只有动态流量调整是实时计算的，算法的整体计算时间将大大减少。另外，路径计算是基于全网拓扑的，最后得到的流量调整结果是全网优化的结果，而不是局部优化的结果。正是因为路径计算基于全网拓扑，所以无论是单链路拥塞，还是多链路并发拥塞，都能有效地应对。

第 9 章

动态多路径路由跳变设计

网络中信息传输的安全性问题已受到广泛的关注。当数据通过网络传输时，加密数据是一种典型的防范入侵的方法。如果攻击者想要在没有密钥的情况下从数据中获取信息，即使数据被拦截，破解加密数据也是很困难的。然而，仅仅依靠加密很难抵御网络信息传输过程中遇到的所有攻击，如重放攻击和分析统计攻击。因此，减小数据被截获的概率无疑可以提高网络传输的安全性。

在网络中传输的数据会面临各种各样的攻击，如数据泄漏、数据篡改、数据重放、特征分析统计等，因此限制暴露在攻击者面前的数据数量是减少这些攻击的有效途径。扩大攻击者的搜索范围也是减少攻击者发现数据的有效方法。同时，增加数据的混乱性也使攻击者难以识别数据流。

在传统的路由策略中，OSPF 是应用广泛的路由策略。因此，攻击者可以先通过持久性探索网络，获取网络拓扑结构，然后基于 OSPF 算法及流中数据包头的地址获取数据传输的路径。由于网络路由策略和网络拓扑长时间不变，有利于攻击者从容地选择弱点发起攻击。对于网络攻击，在造成破坏前，防御者通常很难察觉。也就是说，防御者始终处于被动地位，只能期许早发现攻击，才能调整措施以避免进一步的损失。为了扭转网络防御的不利局面，路径跳变是一种有效的方法。它可以动态地调整路径，扩大攻击者的侦察范围，并通过增加路径变化的频率来增加攻击者获取、重组信息的难度。

在流传输过程中引入路径变异，提高了数据传输的安全性，也增加了路由策略的复杂性。因此，在保证流量传递的性能要求的同时，需要更多的计算、存储和带宽资源。所以，通信性能、资源消耗和安全性构成了路径跳变策略的三个关注点。

本章结合 SDN 体系结构，先将路径跳变的路由策略简化为多目标优化问题，然后在保证通信性能的前提下，在动态多路径传输系统中实现了分段交替更新的路径调度方案，实现了可扩展性和安全性的组合优化。

9.1　动态多路径跳变

9.1.1　面临的问题

在 SDN 架构中，全网视图、逻辑集中和可编程性使 SDN 网络相对传统网络可以更加便捷地提供细粒度、敏捷的路径跳变控制应用，有效地抵抗针对特定通信任务的网络窃听攻击和 DoS 攻击等网络数据传输中面临的安全威胁。路径跳变周期和跳变空间从时间、空间两个维度为跳变策略提供了多样性、随机性和动态性选择，是保证流传输路径跳变防御有效性的关键因素，因此下面以此作为切入点展开。

定义 9.1：跳变周期指的是通信流分配在同一路径进行数据传输所持续的时间。

现在基于时间轴的跳变策略可以分为两大类：基于固定跳变周期和自适应跳变周期。其中，采用固定跳变周期策略中路由策略使用固定的时间间隙实施路径跳变，在下一次跳变前，其通信路径保持不变，此种跳变也被称为循环跳变，其特点是方式简单，便于实现。但是，由于使用同一路径的时间周期为一固定不变的值，因此是一种静态调度方式。一方面，其没有考虑到网络状态的实际变化，当所选路径在传递数据期间发生故障或拥塞时，会造成通信性能的下降。另一方面，如何选择一个合理的固定时间间隙（简称时隙）也是一个难题。如果跳变时隙选择设定太长，一些攻击窗口（攻击者完成探测并发动完成攻击的持续时间）可能小于设定的时隙，这就意味着攻击者将完成任务，获得成功。由于每次跳变要以额外网络资源（控制资源、链路资源、节点资源）作为代价，如果跳变间隙选择太短，其值远小于攻击者的攻击窗口，那么无效跳变次数增加，造成不必要的网络资源浪费。同时，高频跳变下，路径差异性波动增大，将使接收方压力增大，路径跳变边界处的丢包率增加，进而降低网络传输的性能。

为解决这一问题，根据网络实际情况变化的自适应跳变周期策略被研究者提出来。自适应跳变周期策略根据网络工作与安全状态调整跳变时隙长度。若发现网络安全状态差，则相应地缩短跳变周期，增加攻击者实施攻击的代价。否则，就相应延长跳变周期，改善数据传输的性能。若当前时隙使用路径出现性能下降时，则应及时调整传输路径到另一条路径中。

自适应动态路径跳变策略增加了流传输过程中路径变化的动态性和随机性。这不仅可以提高路径跳变的防御效果，而且可以降低路径跳变引起的资源代价，同时提升数据传输的可靠性。

自适应动态路径跳变策略与固定周期路径跳变策略相比，能提供更好的性能，其重点与难点在于如何确认下一次启动跳变的时刻。已有的文献针对不同的情况，给出了不同的解决方案。例如，通过引入跳变周期影响因子、人工调节参数和可变时隙增量参数来动态调整跳变周期，但仅根据网络发送数据报文数量和接收数据报文数量的比值判断攻击行为是否发生，准确性较差，进而降低了跳变周期调整的针对性和有效性。又如，将跳变策略与网络被动监控系统（入侵检测系统）结合起来，利用网络入侵检测到的异常信号作为调整跳变周期的信息来源，这种方式在入侵检测系统发现异常但不能确认时，通过调整跳变周期策略增强流传输的安全性。

定义 9.2：跳变空间指通信流在传输期间的路径多样性程度和流状态空间。

已有的网络安全事件表明，攻击者可以通过网络设备存在的薄弱环节（如系统漏洞或弱口令）渗透获取网络资源的控制权。通过网络通信链路进行监听也是一个古老的传输安全威胁。攻击者可以通过窃听网络中传递的数据包，分析流的传递特征和跳变规律，进而缩小攻击范围，提高攻击的成功率。

为缓解流分析对降低路径跳变功能的潜在威胁，研究者提出了跳变路径空间自适应策略来提升路径跳变防御的有效性，主要思想是实时获取与分析当前被攻击网络节点的状态与情况，根据分析所得结果自适应调整下一跳变时隙的待选路径空间，从而降低路径受攻击的可能性。具体来讲，当已受攻击的路径数量远小于待选路径的数量时，从下一跳变周期的待选路径空间中去除所有受攻击的路径，否则，对已受攻击路径按照受安全威胁强度从大到小进行排序，在下一跳变周期的待选路径空间中按设定的百分比移除已受攻击路径。然而，这种策略同样降低了路径跳变的抗攻击性能，由于压缩了路径跳变空间，减小了待选路径空间，因此降低了攻击者通过网络窃听攻击获取路径跳变空间的难度。但不压缩路径跳变空间，攻击者通过利用已探测到的活动路径信息发起跟随攻击，同样可以减小路径跳变的防御效果。因此，如何合理的设计路径跳变空间策略，在保持路径跳变多样性的情况下，降低攻击者发动跟随攻击的概率是一个难题。

此外，基于 SDN 架构，网络在路径跳变时部署这些路径可能会对网络中部署的基于其他路由策略应用产生严重影响，降低网络流传输的稳定性和可靠性，这种影响可能使网络不能进行高频率的路径跳变。因此，如何在保证不影响网络中其他应用的情况下，提供高效的路径跳变策略以提升网络传输的安全性，也是一个待解决的问题。

本章基于 SDN 架构对多路径跳变中存在的问题进行研究，以期能解决这些问题。基于全网视图及细粒度的流调度方法可优化跳变周期和跳变空间。根据是否配置了专用的控制链路，路径跳变控制可分为带内模式和带外模式两种，分别适用于集中部署的数据中心网络和区域跨度广泛的远程局域网络。对于带外控制模式，本章关注的是，如何增强流变化的多样性、动态性和随机性，在保证跳变防御有效性的同时，提高数据传输的可靠性。对于带内控制模式，本章关注的是，如何在不影响流传输性能的同时，既能保证安全性，又能保证稳定的传输。

9.1.2　动态多路径跳变形式化描述

定义 9.3：流标识（Flow Identification，FI）是指由传递路径、流中包头字段中的源/目的 IP 地址、源/目的端口及协议组成的六元组。

{p ,src IP, dst IP, src Prot, dst Port, Protocol}

其中，流可以用路径集合组成待选路径集，一条路径表示为 $p=\{a_1,a_2,\cdots,a_n\}$ 节点的集合。

{ src IP, dst IP, src Prot, dst Port, Protocol }是端到端应用实体进行通信所需的标识，也是辨识流的主要特征信息，我们称为流标识。对发送端与接收端来讲，发送端依次发送流中的数据包，接收端接收数据包，并按照顺序重组流，递交给上层应用实体。IP 地址是标识网络终端的地址，端口是标识终端应用进程实体的地址，协议则标识网络层上采用的信息交互规程。

定义 9.4：流标识空间 FIS 是所有可用流标识的集合，集合与流传递路径及路径中节点所处网络环境和配置状态相关。

FIS = { p ,src IP, dst IP, src Prot, dst Port, Protocol }

其中，FIS(t) 表示 t 时刻传输流的标识状态集合。

定义 9.5：流标识状态转换是一个状态转移函数，表示在特定条件 C 下通过一定的方式将端信息从状态 FIS(t) 转移到状态 FIS($t+1$) 的过程。

其中，FIS(t), FIS($t+1$)∈ FIS，C 是流标识跳变触发条件，包括跳变周期触发、控制命令触发和攻击强度触发等方式。状态转移函数是流标识跳变方式，表示通过既定策略获取下一跳变周期的端信息，包括循环跳变和伪随机跳变等方式。

流标识跳变过程可以看作是一个流标识状态的转换过程，转换过程是一个典型的马尔可夫链，根据网络状态和网络安全配置构建流标识的转移。基于固定周期的流标识跳变过程中，Te 为固定常数。网络攻击的存在、网络配置及安全状态的改变均可以触发流标识转换。与随机函数法相比，马尔可夫链的可扩展性和可控性较好，能有效提升跳变的效率。

流标识的动态性是指至少有一个流标识元素在不同跳变周期中具有不同的状态值。不失一般性地认为，传统网络流标识的静态配置可以看作一种跳变周期为无穷大时的流标识跳变策略。流标识跳变的多样性是指不同的流标识具有多个不同的状态空间元素，使端信息跳变也具有多个不同的状态跳变空间。

流标识跳变的随机性是指由流标识状态空间的任意一列元素构成的状态变化序列具有随机性。

跟随攻击是指针对流标识跳变策略的一类特殊攻击，攻击者尽最大努力对探测到的当前活动流标识发起集中攻击，提高攻击命中率和成功率。半盲攻击是指当攻击者对当前活动流标识的探测周期大于流标识的跳变周期时，攻击者无法发动跟随攻击，只能对探测周期内收集到的所有活动流标识发动平均攻击。

与基于特征检测的被动防御手段相比，流标识跳变具有以下主要特点。

1）主动防御

在当前网络环境下，流跳变通信是一种增强性通信系统，不仅可以单独使用，而且可以和其他通信系统一起应用。流跳变能有效地抵御未知的网络攻击，智能化流标识选择可进一步增加攻击者的攻击成本，提高跳变速率也可有效提升攻击成本、降低攻击成功率。

2）低截获概率

流标识的快速跳变，使攻击者难以截获整个流的信息。即使截获了流传递的部分信息碎片，由于流标识的跳变空间包括包标识，攻击者也难以判断包属于哪个会话的流。因此，攻击者完成攻击的难度增加。

9.2 系统体系架构

路径变异将一个流分割成一系列子流，这些子流根据分割序列在不同的路径上传递。因此，路径变异会给攻击者的攻击面带来动态的变化，从而增加攻击成本，提高安全性。然而，路径变异在带来控制资源和存储资源的开销急剧增加的同时，会造成实际应用中因资源受限所带来的路径跳转可伸缩性的降低。另外，如果只是简单地改变数据包传输路由，就会带来大量违反网络现有规则的传输包（如最短路径优先），这些包易于被攻击者发现，从而给网络带来新的漏洞。传输路径的段更新方法则可以缓解这些问题。段更新的优点主要体现在以下 4 方面：①降低控制成本；②有较少的存储需求；③扩展攻击面；④自适应分段路由。综上所述，该方法在提高路径跳变的可伸缩性的同时，增强了安全性。然而，控制器同时引入了大量的额外工作，给逻辑中央控制器带来了一些麻烦。因此，需要运用更巧妙的方法来转移控制器的负担，这也是在应用不断增加后需要进一步完善的地方。

9.2.1 跳变架构

图 9.1 所示为自适应跳变服务工作流程。服务注册等级中保存有需要进行服务的流标识，SDN 控制器收集网络状态信息获取全网视图，当一个网络监控器收集到一个事件时，该事件触发一个使用攻击图及推理的安全评估进程。基于评估的结果，流标识自适应跳变服务启动跳变策略，选择跳变空间和跳变方式，随后生成的相关指令通过 SDN 控制器下发到对应的网络节点。

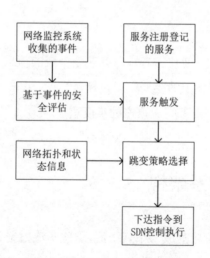

图 9.1 自适应跳变服务工作流程

本节面向流标识自适应跳变通信设计了服务协议，该协议允许两个终端间通过多条路径通信。为区分通信对的双方，一方称为发送端，另一方称为接收端。基于 SDN 架构，网络中的交换节点仅负责转发到达的数据包，路由决策由控制器下发指令来加以控制，路由服务可以是控制的功能单元，也可以通过位于控制器之上的网络管理应用服务实现。为了更好地区分服务，本节基于 SDN 控制器提供的全网视图在应用层实现流标识自适应跳变功能。

9.2.2　触发策略

流标识跳变周期策略包括跳变周期自适应缩减策略和拉伸策略。跳变周期自适应缩减策略指流标识跳变周期 T_i^e 随着网络状态自适应动态调整变化，当系统接收到网络异常事件时，周期会依据评估异常事件的影响，主动缩减到 T_{i+1}^e，即 $T_{i+1}^e > T_i^e$，提高流标识跳变频率。跳变周期拉伸策略指延长流标识跳变周期，使 $T_{i+1}^e < T_i^e$，这样可减少网络资源代价，并有利于提高数据传输的性能。延长时间 $T_{i+1}^e - T_i^e$ 或者缩减时间 $T_i^e - T_{i+1}^e$，采用缓增长、快缩减方式。

9.2.3　待选路径空间

多路径路由需要为业务流选择多条候选路径，并分配流量到这些路径，均衡流量传输，从而提高流在网络中传输的可靠性，减少传输延迟，降低避免网络拥塞，提升网络链路的利用率。这与传统典型网络中采用的单一最佳路径传递整个业务流的方法不同。多路径路由技术不仅可以提升网络通信应用的需求，而且可有效地提升网络资源利用率。面向网络动态实时变化的特性，多路径路由可以更好地解决单一路径传输中拥塞与延迟等问题。基于应用流在延迟和带宽的约束下选择合适的延迟与带宽的多条路径进行传输，从而保证流在网络中的传输质量。

多路径路由选取候选路径的基本思想是在满足 QoS 的前提条件下，从源到目的地的多条路径中筛选，获得候选路径。在构建最大候选路径集的算法中，候选路径集的最大路径数目应设定为一个合适的值，设置过大的数目会导致系统的计算代价快速增加。同时，在 SDN 中，路径的创建指令由路径集中控制器统一下发到路径的各个交换机，若相同传输性能的路径中包含的交换机数量越少，则在路径构建时所需付出的代价越小。因此，在选择路径时，路径的最大跳数值也被作为一个约束性条件。

多路径路由算法实现的流程如下。

基于逻辑集中的控制器获取网络状态与拓扑，并存储在网络状态信息表中，这些信息包括网络各节点和连接这些节点的链路的状态信息（如带宽、延迟等）。信息在运行过程中根据实时测量所得数据进行更新。

依据网络状态信息表中的节点和链路状态信息构建网络拓扑图。

基于网络拓扑图计算业务流可用路径集，利用 K 最短路径算法得到 k 条支持业务流传输的路径。每条路径的带宽是构成此路径链路的最小带宽，传播延迟为路径所有构成链路传播延迟的和，发送延迟为（数据包长度÷带宽）×路径跳数，排队延迟与网络拥塞相关，这里假设网络拥塞度相同。

对于路径的相关性，在本节的计算中并没有要求路径节点不相关或者链路不相关。对于相关链路和相关路径的处理，在网络拥塞上，若路径间存在相关性，则归属同一拥塞集合，同一拥塞集合中的路径在相同拥塞触发条件下均发生拥塞；在带宽上，对于链路相关的路径，该链路测试可利用带宽平均分配到所有相关路径。

由理论分析可知，要减少攻击成功的概率，就需要提升路径的多样性，需要实现信息泄露数量最小化，需要将流量均匀地分布在各条链路和节点上。路径越长，也就是通过的链路与节点越多，信息受到攻击性的可能性就越大。

若 N 个数据包沿着路径 A 从源传递到目的节点，则这条路径上所有的交换节点均处理了这 N 个数据包，因此对于这 N 个数据包，由于差异性为 0，所以这条路径上的交换节点的汉明距离为 0。

若有 M 个数据包沿着路径 B 从源传递到目的节点，则这条路径上所有交换节点处理了这 M 个数据包，因此对于这 M 个数据包，由于差异性为 0，所以这条路径上的交换节点间的汉明距离为 0。

对于路径 A 上的节点与路径 B 上的节点，由于 M 和 N 不同，所以取两条路径上任意一个节点，其汉明距离为 $\mathrm{Hai}(C_a^1, C_b^1) = M+N$。

而两条路径的汉明距离，假如路径 A 有 a 个节点，路径 B 有 b 个节点，那么两条路径数据包处理的汉明距离为

$$\sum_{a,b}\mathrm{Hai}\left(C_a^1,C_b^1\right)/a\times b \tag{9-1}$$

在路径集合选择上，首先计算出源节点到目的节点的所有简单路径（符合 SLA），并从中挑选出最短路径，然后找出与最短路径不相交的节点的路径，并按照路径节点数目由小到大排序，最后找出与当前路径集合中两两相交节点满足数目最少且度量值分布均匀的路径，并将其加入路径集合。当出现度量值相同的路径时，先将节点路径少的加入路径集合。

9.2.4　服务流程

由于路径的不间断跳变，一个流将会通过不同的路径进行传递，单一流的路径跳变会对当前网络中的一些默认规则带来挑战，这些规则要求网络中的流按照既定的要求传递，如通过网络中某些特定的节点已满足监控检测的需求，同时监测的流要能够在监控节点被识别出来。因此，对 ID 进行转换并使其满足网络服务规则是必要的。此外，在路径跳变时需要对流标识进行变更，这种变更除了可以满足服务规则，还可以增加流截获时被发现的难度。流 ID 跳变由路径跳变触发。在本章提到的策略中，其跳变发生在段路由节点与接入路由节点。通过一个例子来说明这个问题。在图 9.2 所示的路径选择流程中，当 H_1 与 H_2 进行通信时，可以得到三条不相交的路由路径，分别标注为 P_1,P_2,P_3。对于路径 P_1，从 H_1 到 H_2 的流 F_1 中的数据包 P 跳变到路径 P_1 进行传输，此时 P 将沿着 S_1—S_2—S_7—S_8—S_9 递送，在分段路由中路径被分为两段，即 S_1—S_2—S_7 和 S_7—S_8—S_9。这时候，P 需要在 S_1 添加头部表示 S_7，表示分段路由下，P 将沿着最短路径在两个端中传递，因此 P 在段内的递送是符合流的基本规则的。此时 P 的头部可以更改为沿着最短路径传递的其他数据包的头部，这个数据头部可以是历史出现的但现在不存在的流，也可以是选择一个当前流，修改一个可以辨识的伪装流。

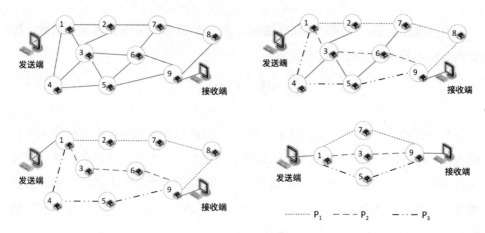

图 9.2 路径选择流程

服务流程描述如下。

当接入交换机收到一个没有匹配条目的数据包时，该数据包的服务请求将被发送到控制器，控制器将为其产生路由服务，同时将该请求发送到路径跳变服务应用。路由跳变服务应用接收到该请求，根据头部的信息检测其是否是签署协议的服务。若是，则调用哈希函数查看该服务是否已存在动态服务表中。如果不存在，那么调用路径生成协议来产生动态服务所需的路径信息。如果存在，那么先挑选出当前路径与备份路径，然后将当前路径下发到数据平面，其优先级高于控制器普通服务的优先级，将备份路径下发到数据平面，其优先级与普通服务优先级相同。这里需要注意的是 Idle Time 的设置问题。当前路径的 Hard Time 大于普通路径的 Idle Time。已确保当前路径结束后，备份路径可以启用，这里交换机每删除一个条目均会产生一条 Flow-Remove 信息到控制器，当接收到当前路径的 Flow-Remove 信息，将触发新一轮跳变。而 Flow-Remove 内的信息将成为重要的跳变频率选择依据。

中间节点的选择。这里为了提高攻击者的攻击难度，将可标识流特征的头部字段进行跳变。为了提升该跳变范围，可以将跳变提升到所有路径上的节点，使整个流在每个跳变周期内的指纹都不相同。

冲突的避免。生成的标识应该避免与现有的数据包相同，这个可以通过检测中间节点内当前服务的标识来避免。此外，当中间节点中的服务标识出现冲突的时候，触发跳变服务产生新的跳变。由于发生冲突的概率很小，因此在实际网络传输实验中很少发生。为了检测冲突机制的有效性，可以采用人为制造冲突的方式检测冲突反应机制。

跳变时要对已计算的路径进行检测，判定其是否还可用，同时收集中间节点信息来产生中间节点和要跳变的头部标识。头部标识的选择策略可以根据用户需要进行调整。这是一个开放的算法，这里考虑到信息隐藏的需要，考虑到分段路由在每段仍采用的是最短路径路由，故而在第一段中选择一个中间节点存在一个活动的 IP 标识，将该匹配字段中的所有字段作为服务流要跳变的目的地，增加新的匹配字段并动态生成新的字段的匹配值。

9.3　动态多路径跳变策略

路径跳变技术作为一种很有前途的网络流传输技术，可以有效地防止数据包在网络上传播时的信息泄漏。在流的传输过程中，不断地从一条路径跳到另一条路径，使攻击者面临不断变化的攻击面，从而降低攻击的成功率。为了有效地增强路径跳变，需要对其进行更细致的研究。首先，选择路径是最基本的工作。其次，采用适当的路径调度方法，可以提高网络中数据传输的安全性。再次，一个具体的实现必须在成本和服务质量之间进行权衡。

路径选择可规划为一个多目标优化问题，为了有效地进行计算，采用启发式算法方案。在路径调度方面，为了降低成本，实现通信性能的优化，基于分段路由的路径跳变在有效降低计算、存储和通信资源成本的同时，为动态流提供了足够的安全性，并对通信性能产生了轻微影响。

动态多路径路由数据传输包含了路径发现模块和路径调度模块。首先，通过路径发现模块为每个通信对生成一个路径集合，其中路径集合包含多条节点不相交的简单路径。路径是网络节点（交换机/路由器）的序列，它负责将流的数据包从通信对的源终端传输到目的终端。此外，每个交换机应负责同时处理多个其他流。网络状态预测、监控和路径计算见第 7 章、第 8 章，本章不再赘述。

动态多路径路由的路径跳变过程主要包括路径选择、路径安装和路径修改三部分。当流传输期间，流的新路径被不断从待选路径集合中选出，并由控制器下发指令部署构建。由于流的路径变化将给控制平面、数据平面带来额外的负担，因此是否能减少这种负担或者缓解其带来的影响是路径跳变能否真正被部署的关键。基于路径跳变的高代价，系统设计重点考虑了路径跳变时的路径选择和更新问题，目标是获得最佳的可扩展性和安全性。在本章中，路由器、交换机和节点在不引起混淆的情况下是可以互换的。

9.3.1　基于分段迁移的路径选择

在系统中基于多路径路由的动态多路径数据传输是 SDN 的一种路径跳变策略，基于逻辑控制器提供的全局网络视图实现。由于跳变路径是在逻辑集中控制器之上集中选择的，因此为了实现路径的调整，需要通过控制器下发指令到网络数据链路层的设备中进行路径安装。虽然基于控制器实现的路径跳变可以灵活地动态管理网络流的传输路径，但随着路径的高频变化，路径跳变策略的可伸缩性将严重下降。

为了提供更好的可扩展性，系统采用分段路由迁移策略，即路径在分为若干个路径段依照顺序进行路径变化迁移。该方法在路径变换期间抑制了控制流突发，同时流通信性能也不会遭受路径迁移带来的间歇性下降。

为了在路径变化过程中进一步隐藏流中的数据包，在决定下一个路径时要同时考虑网络背景流，将背景流不仅作为传输性能指标，而且作为安全指标引入。流的表示在传输路径变换时随着新路径的背景流而变化，使攻击者在识别目标流时更加困难，从而进一步提高了流传递的安全性。

为了最大限度地利用网络中的可用带宽，多路径路由在不同的路径上同时传输流。在路径跳变中同样使用多条路径将流从源端传输到目的终端。然而，与多路径并行传输不同，这些路径不是同时工作的。因此，使用路径跳变的一个关键优势是，在流传送期间，流的流量将在不同的时隙被分割到网络的不同位置，从而避免拥塞，但不会增加带宽消耗。

为了转发一个流的数据包，路径调度模块应该决定下一个数据包的传输路径，并从当前路径迁移到下一个路径。在待选路径集合中，每条路径均匀分担流传输的同时，系统采用了一种迁移代价最小化的路径选择策略，该策略同时考虑路径迁移代价和下一条路径权重（如带宽、拥塞度、安全性等），确定下一个发送时隙的传输路径。

基于权重的迁移最小路径选择有助于减少网络中的拥塞和控制成本。由于减少了拥塞，因此有助于减少数据传输所需的时间。同时，较少的控制成本提供了更好的路径跳转的可伸缩性。

确定下一条路径，在设定的时隙到期后，路径根据下一条路径选择算法中考虑的分段分割顺序从一条路径迁移到另一条路径。路径调度模块根据路径段的顺序，通过 OpenFlow 协议，将指定段的路由规则通过控制器安装到相应的交换机中，以支持流的传递。

9.3.2　动态路径跳变流递送

动态路径跳变基于 SDN 架构实现，所有的交换机都支持 OpenFlow 协议，连接到一个逻辑集中的控制器。交换机到控制器的每个连接使用一个安全的 TCP 信道。交换机与控制器通过 OpenFlow 协议交换信息。

网络中数据流的基本处理流程如下。每当流的数据包到达交换机时，交换机通过匹配流表中的流条目来查找下一个操作（如转发或丢弃）。若找不到匹配的响应，则对数据包进行缓冲，并向控制器发送一个请求，通知新的流已到达。该请求包是一个包含数据包头的控制消息，可以在控制器触发一个 Packet-In 事件。控制器先接收到请求消息，然后根据默认路由算法进行处理，并获得该流的一条路径。接下来，控制器用 Flow-Mod 消息进行响应，每个 Flow-Mod 中包含流的一个 Flow 条目，流条目将被安装在相应交换机的流表中。路径中相关的交换机接收并安装流条目后，就可以根据该条目中的规则处理流的缓冲包和后续包。

在 OpenFlow 协议中，每个流表规则可设置两个超时值，这两个超时值定义了条目在何时过期：一个是从安装条目时开始计算的硬超时，另一个是从与规则匹配的最后一个包的离开时间算起的软超时。当一个流条目过期时，交换机通过发送一条流被移除的消息来通知控制器，该消息包含该条目在交换机中的持续时间及与该条目匹配的数据包的包数和包含的字节数。同时，条目的移除意味着流传输的结束。

动态路径跳变与典型流传递不同的是，在流传输期间对其传输路径进行主动变换。本数据传输系统为了提升路径跳变的扩展性，提出并实施了路径分段迁移的策略，也就是当系统将流从一条路径迁移到另一条路径时，先将路径分为若干个路径段，然后分阶段顺序迁移替换。同时，为了更好地隐藏由于不符合 OSPF 策略而使数据包凸显的改变路径所传递的数据包，对其进行了伪装，具体实现将在下一节中详细描述。

9.3.3 路径分段更新

在 SDN 架构中，数据包在数据平面上传输的基本机制包括流条目的匹配和数据包转发。在初始阶段，在 OpenFlow 1.0 中可以从 12 个元数据（Metadata）中选择匹配字段，并且在 OpenFlow 1.5 中扩展到了 42 个元数据。实际上，交换机存储在流条目中匹配字段的数量通常要少许多。因此，如果两个流有一个公共的段路径，那么段中的流条目可以被两个流复用，并且它们只需要在段出口处区分。流条目复用可以减少控制器和数据平面上的操作，这也是提出路径分段更新的主要动机。

如图 9.3 所示，通信对 $\langle A,B \rangle$ 流正在网络中传输，服务于该流的路径 P_i^{AB} 由 r_1, r_3, r_4, r_5, r_6 组成。当通信对 $\langle S,D \rangle$ 启动传输，并且流的第一个包到达 r_2，则控制器选择一条路径 P_j^{SD} 来服务于该流。 P_j^{SD} 路径为 $(r_2, r_3, r_4, r_5, r_7)$ 。由于 $P_i^{AB} \cap P_j^{SD} = (r_3, r_4, r_5)$，段 (r_3, r_4, r_5) 可以被两个流复用。作为一种复用的方式，在该段的入口交换机处，修改通信对 $\langle S,D \rangle$ 的数据包中的字段，从而使其可以匹配通信对 $\langle A,B \rangle$ 在 r_3 后续交换机的流条目，从而实现流条目的复用。同时，为了在段出口 r_5 处区分和恢复通信对 $\langle S,D \rangle$ 的数据包，需要在流 $\langle S,D \rangle$ 的包头部添加一个额外的字段。因此，流 $\langle S,D \rangle$ 的数据包的一些文件在 r_3 被替换并在 r_5 恢复。所以，在段的其他节点上，对 $\langle S,D\rangle$ 的包将按照对 $\langle A,B\rangle$ 的包的处理进行。

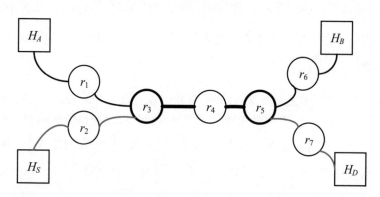

图 9.3　分段复用

在路径分段更新中，第二个阶段是伪装一个流来复用一个段。找到合适的段序列是流发送的第一个任务，流的伪造也是基于这些段进行的。对于不同的目标，有不同的段发现模式（如最小化构建路径段数）。在满足流传输需求（约束条件）下，先按流传送顺序，依次确定路径分段及各分段所包含的交换机，然后控制器下达指令到各分段的开始与终止交换机，在这些交换机上执行流数据包包头替换来隐藏传输的流。使用分段是为了带来较低的路径跳变成本，从而将一个路径跳变划分为一些小的路径分段更新。

一条路径 P_i^{SD} 可以划分为多个分段。同样，这些分段也可以重新组合为一条路径。对于路径 P_i^{SD} 的每一个段，在段的入口交换机中，数据包经过包头指定字段的更替后开始在该段的传输，在段的出口处结束该段的传输，并重新设置包的指定字段开始下一段的传输（路径未结束时）。

接下来，将形式化描述通信对 $\langle S,D\rangle$ 路径集合上的路径段发现问题。路径集合 P^{SD} 中包含的路径数目是 n^{SD}，且 $n^{SD}=|P^{SD}|$。路径集合 P^{SD} 中所有的可能分段表示为段字典 S^{SD}，S^{SD} 中的每一个元素都是路径集合 P^{SD} 中路径的组成部分。如果一条路径 P_i^{SD} 包含 n_i^{SD} 条链路，即 $n_i^{SD}=|P_i^{SD}|$，容易得出该路径的段字典 S_i^{SD} 中包含的段的个数为 $|S_i^{SD}|=[n_i^{SD}(n_i^{SD}+1)]/2$。

路径集合 P^{SD} 中的路径可以通过连接字典中的段来重建。段字典的大小用

$|S^{SD}|$ 表示，它定义了其包含的段数。显然，通信对 $\langle S, D\rangle$ 所拥有的路径段字典是 $S^{SD}_{max} = \cup_{i \in [1, n^{SD}]} S^{SD}_i$。当一条路径 P^{SD}_i 可以用一个段集 $S^{SD'}_i = (S_1, S_2, \cdots, S_m) \subset S^{SD}_{max}$ 来重建时，如果存在这样的段集合，那么用 $P^{SD}_i = u(S^{SD'}_i)$ 来表示。组成路径段的顺序表示为 $P^{SD}_i = S_{\sigma(1)} S_{\sigma(1)} \cdots S_{\sigma(m)}$。

定义 9.6： 如果数据通信对的每条路径可以通过两个路径段 S_1, S_2 进行重建，那么 $(S_1, S_2) \subset S^{2SD}$，$S^{2SD}$ 中的每个元素（路径段）S_1 都可以找到构建 P^{SD} 中一条路径的另一个元素 S_2。显然，$S^{2SD} \subset S^{SD}$，任何路径 $P^{SD}_i = u(S_1, S_2)$，都存在一个构建序列 σ 使 $P^{SD}_i = S_\sigma(1) S_\sigma(2)$。用 $S(S, I)$ 和 $S(I, D)$ 分别表示 $S_\sigma(1)$ 和 $S_\sigma(2)$，I 是 S_1 的结束节点和 S_2 的开始节点。

这里需要注意的是，给定一条路径 P^{SD}_i 和一个段字典 S^{2SD}，可能存在进行重构的多种方法。本节仅对 S^{2SD} 中获得的最大攻击面进行描述。

定义 9.7： 对于段字典 S^{2SD}，一条路径 P^{SD}_i 在时间间隔 $(0, t)$ 攻击面可表述为

$$\text{AS}(P^{SD}_i, t, S^{2SD}) = AS^{SD}_{S1} + AS^{SD}_{S2} \tag{9-2}$$

$$\exists S_{sub} \subset S^{2SD}, \quad P^{SD}_i = u(S_{sub}), \quad S_{sub} = (S_1, S_2), \quad S_1 = (S, I), \quad S_2 = (I, D)$$

在路径段发现中，要选择达到最大化攻击面的路径段，因此最大化路径段数目是路径段选择的另一个目标。从形式上讲，给出输入路径集合和所有可能段的集合，将段发现定义为一个反复选择的最优过程。

每个段发现过程都是查找一个最大化攻击面的过程，若存在，则段发现过程结束，同时开始下一轮搜索。基于 P^{SD} 和 S^{SD}，段发现重复性的优化选择过程如下：

$$\text{DS}(P^{SD}_i, t, S_{sub}) = \max_{S_{sub} \subset S^{2SD}, S_{sub} \notin S^{2SD}_{opt}, P^{SD}_i = u(S_{sub}), P^{SD}_i \in P^{SU}} \text{AS}(P^{SD}_i, t, S^{2SD}) \tag{9-3}$$

$$\text{s.t.} \quad \forall P^{SD}_i \in P^{SU}, \quad \exists S_{sub} \subset S^{2SD}, \quad P^{SD}_i = u(S_{sub})$$

每次搜索段，发现会产生一个段集合 S_{sub}，若 S_{sub} 不为空，则 $S^{2SD}_{opt} = S^{2SD}_{opt} \cup S_{sub}$，否则段发现过程停止，开始下一轮搜索。段集合 S^{2SD}_{opt} 是两段式分段路径更新的段字段。

在 SDN 体系结构中，可以从逻辑控制器下发指令到数据平面的交换机定义其所需执行的动作。控制器上的路由策略通常在新流到达后，响应并为新流构建传递路径，然后发送指令到路径中的交换机，交换机接收指令并安装流条目到本地的流表，这些流条目通常在流传输结束后被移除。对于动态路径跳变路由，流的路由路径是动态变化的。因此，额外的触发机制，如计时器到或事件（Flow-removed 或来自网络状态监控的事件）将唤醒控制器上的路径策略选择新路径并下载到数据平面。

为了实现路径替换，在动态多路径跳变数据传输中，首先根据均匀分布原则从 S_{opt}^{2SD} 中选择一个 S_{sub}，并确定两段 S_1, S_2（$S_1, S_2 \in S_{\mathrm{sub}}$）。为了复用段 S_1 和 S_2，需要仔细选择掩蔽目标流。流集合 F 包含一些流，如 $f_1, f_2, \cdots, f_m$，$F = (f_1, f_2, \cdots, f_m)$。一个流包含一系列数据包，其中流 f 的数据包数为 $|f|$。用 F_{S1} 和 F_{S2} 分别表示段 S_1 和段 S_2 上的流。为了更好地隐藏流，本节选择了满足 $f_{k1} = \max_{f_i \in Fs1} |f_i|$ 且 $f_{k1} \in F_{s1}$ 的流 f_{k1}，以及满足 $f_{k2} = \max_{f_i \in Fs2} |f_i|$ 且 $f_{k2} \in F_{S2}$ 的流 f_{k2}。流 f_{k1} 和 f_{k2} 分别是段 S_1 和 S_2 的掩蔽流。也就是说，流先在 S_1 上伪装成 f_{k1}，然后在 S_2 上伪装成 f_{k2}，在 S_2 的出口处恢复。

在路径更新时，只需创建三条控制器消息，并将相应的流条目下载到路径的访问节点、中间节点和出发节点，即可进行两段替换。中间节点是 S_1 的结束节点和 S_2 的开始节点。根据已安装的流条目，当流的数据包到达接入节点时，包标识先从 f 标识变为 f_{k1} 标识+用于将 S_1 与 f_{k1} 复用的额外字段，然后在中间节点处替换为 f_{k2} 标识+用于将 S2 与 f_{k2} 复用的额外字段，在出发节点，分组识别恢复到 f，最后分组到达目的地。

9.4　性能分析

9.4.1　安全性分析

在网络中，承担数据包转发的设备主要是各类路由器/交换机，这些设备可能存在的后门程序或者薄弱的认证授权管理会给网络中数据传输安全带来威胁。许多攻击利用这些设备本身或管理的弱点实施渗透，并利用非法手段获得的资源进一步危害网络安全。因此，本章主要考虑网络中路由器/交换机面临恶意入侵造成的安全威胁。

对于通信对 $\langle S,D \rangle$ 的可选路径集合 P^{SD} 中的第 i 条路径 P_i^{SD} 的第 k_{th} 个路由器（或交换机） $R_{i,k}^{SD}$，在时间间隔 $[0,t]$ 内到达该路由器（或交换机）的流累积量为 $A_{i,k}^{SD}(t)$，该值非负且不递减。为了精确地计算到达的流量，用 $A_{i,k}^{SD}(\tau,t)$ 表示时间间隔 (τ,t) 内到达的流量，其中 $t > \tau \geqslant 0$。结合 $A_{i,k}^{SD}(t)$ 的定义， $A_{i,k}^{SD}(\tau,t)$ 表示如下：

$$A_{i,k}^{SD}(\tau,t) = A_{i,k}^{SD}(t) - A_{i,k}^{SD}(\tau) \tag{9-4}$$

式中， $A_{i,k}^{SD}(t) = A_{i,k}^{SD}(0,t) = 0, \quad \forall t > 0$。

$D_{i,k}^{SD}(t)$ 用于表示在时间间隔 $(0,t)$ 中离开流量的累积量。由于出发流量不能超过到达流量，得到 $A_{i,k}^{SD}(t) > D_{i,k}^{SD}(t), \quad \forall t > 0$。特别是，当 $A_{i,k}^{SD}(t) > D_{i,k}^{SD}(t)$ 时，表示 $R_{i,k}^{SD}$ 上存在待处理的流。到达的流通常由所需转发到下一个节点的数据包序列组成。把 $A_{i,k}^{SD}(t)$ 与 $D_{i,k}^{SD}(t)$ 联系起来，假设每个流都是存在时限的。也就是说，如果没有要传输的包，该传输流就不存在于节点上。在 (τ,t) 期间， $R_{i,k}^{SD}$ 处理的现有流量用 $E_{i,k}^{SD}(\tau,t)$ 表示，其中 $E_{i,k}^{SD}(0,t) = E_{i,k}^{SD}(t)$。因此，给定两个时间点 τ 和 t（ $t > \tau$ ），可以得到

$$E_{i,k}^{SD}(\tau,t) = A_{i,k}^{SD}(t) - D_{i,k}^{SD}(\tau) \tag{9-5}$$

给定一条用于传输通信对 $\langle S,D \rangle$ 的流的路径 P_i^{SD}，并且流的持续时间间隔为 (t_1, t_2)。因此，在最坏的情况下，为了确认流，攻击者只需要探索路径中的一个路由器/交换机，并且与路径中其他节点相比，该路由器/交换机的流量最小。路径的攻击面表示为

$$AS_i^{SD} \geqslant \min_{R_{i,k}^{SD} \in P_i^{SD}} E_{i,k}^{SD}(t_1, t_2) \tag{9-6}$$

为了提高网络中传输数据流的安全性，作为一种移动目标防御应用，路径跳变可以有效地扩大攻击者的攻击面。对于通信对 $\langle S,D \rangle$ 的流，如果假设的路径是不相交的，那么通信对 $\langle S,D \rangle$ 的攻击面可以形式化地表示为

$$AS^{SD} = \sum_{P_i^{SD} \in P^{SD}} AS_i^{SD} \tag{9-7}$$

为了度量路径跳变的安全性，本节建立了一个基于网络模型 $G =(V,E)$ 的评估，其中 V 代表网络的节点，E 是连接节点的链路。符号 n 是网络中的节点数，且 $|V|=n$。利用路径跳变，可以调整或修改路径以减轻网络中未知的网络威胁和攻击。假设网络中的所有节点都有被攻击的可能，并且每个节点都有相同的被攻击者攻击的概率，但是攻击者的能力有限。攻击者可以在网络中特定的时间间隔内对几个节点进行攻击，而消息只通过这些受损节点泄露出去。

对于数据流，流从源传输到目的地的路径集合通过路径发现算法生成。集合的每条路径均满足会话的通信性能要求（如延迟、带宽等）。与传统的路由策略（如最短路径优先）不同，有许多路径用于在路径跳变中传输流。数据流的路径将不断地、主动地改变。传输中使用的所有路径都具有传输流的能力。如果一条路径中的一个节点被破坏，由于信息分散在多条路径上，攻击者无法获得所需的信息。

直观地看，流传输的路径越多，泄露信息的可能性就越大。由于受到攻击者攻击的网络节点数量有限，当节点分布在更多的流路径上时，这将意味着信息泄露的高风险。为了定量分析路径跳变的安全性，假设每个网络节点遭受攻击的概率是独立、相同分布的。

攻击者掌握了一组网络节点，则应将其定义为 A，其中 A 是整个网络节点集合 V 的子集。A 中的节点数为 m，$m=|A|$，且 $m \leqslant n$。从源 S 到目的地 D 的流表示为 $\langle S,D \rangle$，路径满足流 $\langle S,D \rangle$ 的要求，并记录为集合 P，$P=\{P_i, i=1,2,\cdots,k\}$。路径 P_i 中的节点数用 $|P_i|$ 表示，其中 $i=1,2,\cdots,k$。通过路径 P_i 的包的数量是 I_i，因此流的数据包总数为 $\sum_{i=1}^{k} I_i$。当 P_i 中只有一个节点受到攻击时，该路径上的所有数据包都将被攻击者截获。假设一个节点在网络中被破坏的概率是 P。对于一个路径 P_i，在当且仅当 P_i 中有一个节点受损时，P_i 上可能被截获的信息为

$$\sum_{i=1}^{|P_i|} I_i \times C_A^1 C_{V-2}^{|P_i|-3} \tag{9-8}$$

显然，当 P_i 中的受损节点不止一个时，捕获信息不会增加。若受损节点分布在更多的传送路径上，将意味着可能会截获更多的包。因此，为了实现更好的路径跳转安全性，需要尽可能均匀地将流中的数据包分配并发送到各个传输路径。同时，很容易得出一个结论：当 $\{P_i\} \cap A = D$ 且 $|D| > 0$ 时，I_i 将发生泄露。

推论 1：对于两个路径集合 P_1 和 P_2，P_1 中的路径数为 k_1，P_2 中的路径数为 k_2。

$$P_i \in P_1, \quad P_j \in P_1, \quad \{P_i\} \cap \{P_j\} = \Phi, \quad i,j < k_1$$

$$P_x \in P_2, \quad P_y \in P_2, \quad \{P_x\} \cap \{P_y\} = \Phi, \quad x,y < k_2$$

如果 $K_1 > K_2$，那么当流在每个路径上均匀分布时，P_1 比 P_2 具有更高的安全性。

对于一组路径 P，流甚至分布在传递时的每条路径上，这些路径比其他类型的分发方式更安全，即 P 丢弃的节点流的包数相等。

安全性的最大值是 S_{max}，而路径集合中的任何路径的任何节点都不会受到损害。

当受损节点存在于流的任何路径上时，安全性的最小值为 S_{min}。

在网络攻击中，攻击者可以不断地检索网络节点，当节点值很小或暴露给防御者时，攻击者也会丢弃。由于过程持续时间比流传递时间短，因此受损节点是稳定的。也就是说，在流传递间隔期间，受损节点的数量是不变的。所以，当流的包均匀分布在节点上时，不确定性达到最大，即熵最大。综上所述，节点上分组分布的熵是衡量路径跳变安全性的一个重要指标。

在受损节点上，攻击者需要识别并提取目标流的数据包。流通过节点越多，提取目标数据包就越困难。在一个节点上通过的数据包越大，对手需要区分的资源就越多。当数据流更改当前路径时，这意味着对手必须初始化一个新的检索过程。也就是说，路径跳变不断破坏攻击者的先验知识，新的检索过程将不断初始化。同时，路径跳变频率越高，呈现给攻击者的信息片段越多，计算和恢复资源的难度就越大。总的来说，路径跳变的频率会影响流传输的安全性、资源开销、时间消耗和信息获取的难度。因此，路径跳变的频率是另一个重要的依据。

9.4.2　抗攻击性分析

本节针对所提出的流标识自适应跳变路由方案，先分析其对网络窃听和 DoS 攻击等传统攻击的抵抗能力，然后分析其对跟随攻击和半盲攻击的防御能力。分析结果显示，流标识自适应跳变路由方案可以在这些网络攻击中提供有效的防御。

1）网络窃听攻击

流标识自适应跳变路由通信将流中报文隐藏在网络通信报文中，攻击者需要截获所有流通信路径的数据包，并通过内容分析才能获取有效的数据包来重组信息。假设攻击者可以通过侦测获取网络拓扑信息，判断出所有路径通过的网络节点，那么攻击者需要攻陷所有路径，才能够截获通信流的所有数据包。因此，攻击者的攻击成本代价 C_{sum} 可以表示为

$$C_{sum} = C_{intercept} + C_{fliter} + C_{decryption} + C_{recontraction} \tag{9-9}$$

其中，$C_{intercept}$ 为攻击获取流包含的所有数据包所需付出的代价，包括侦测网络拓扑、攻陷路径节点、数据包收集等，其值与流传递路径的多样性相关；C_{fliter} 为攻击者基于所获取的所有数据包（攻击目标流包含的数据包+背景数据包）选择出真正的目标流数据包所需付出的代价，值与背景流的数量和多样性相关；$C_{decryption}$ 为攻击者对截获的数据包解码所需付出的代价，值与截获数据包的数量和加密算法相关；$C_{recontraction}$ 为攻击者在获取流正确报文后重组信息所需的代价，值与数据包数量和信息分组策略相关。

2）DoS 攻击

攻击者对流标识自适应跳变路由传输实施 DoS 攻击。假设攻击者通过侦测已获得网络拓扑（通常变化缓慢，相对于单一流传输时间，可以看作是静态的），要完成攻击，由于无法确定哪一条路径处于流传输时间，其需要对所有的路径实施平均攻击，无法集中资源向正承担流传输的路径发起攻击。

9.4.3 代价分析

用路径跳变代替 OPSF 有很多变化。与 OSPF 路由策略相比，路径跳变策略以降低通信性能为代价，提高了传输的安全性。路径跳变策略利用多路径传输一个流，通过路径调度模块实现路径的高频变化。同时，路径的使用需要遵循流分布熵最大化。流传输期间改变路径，由于路径间的差异性和路径迁移会导致流通信的性能抖动，它反映在分组延迟抖动、丢失、无序等方面，从而导致通信性能降低。

在 SDN 体系结构中，控制平面与数据平面分离，系统的智能性上移到控制平面。在控制平面上计算路由路径，并将每个流的路由路径从控制平面发送到数据平面。在路径跳变的流传递中，控制平面需要存储路径集并以高频方式下载这些路径。这将带来额外的开销。

路径管理模块在整个流传递过程中需要维护路径集和监控网络状态，因此计算和存储的需求大于 OSPF 的需求。此外，还需考虑突发性的资源需求。例如，一个处于传输服务的流在遭遇网络拓扑变化时（如网络中某个交换设备宕机），此时它的路径集需要根据新的网络拓扑变化进行重新计算更新，从而需要额外的算力，并由此导致延迟增加。也就是说，系统需要更多的计算和存储资源来应对突发事件。

路径突变在改变一条流路由路径时，需要先生成大量的控制消息，然后在网络中的路径之间进行下载，这可能导致网络控制链路出现拥塞，特别是在高频情况下。所有这些开销都会影响路径跳转应用程序的可扩展性。

同样的，由于路径跳变带来的带宽需求的不确定性，使流量矩阵难以预测，而流量矩阵在流的路径分配中起着重要的作用。同时，由于网络中存在大量不可预测的数据流，使网络管理变得困难。因此，在使用不当的情况下，路径跳变会降低整个网络的传输性能。对端到端通信的吞吐量和延迟参数等性能指标进行评估是非常必要的，尤其是对于时间敏感的应用，移动目标防御机制引入了不期望的延迟和抖动。

假设一个新的流到达网络，此时需要初始化流路由。也就是说，当一个新的流到达网络入口节点时，控制器需要根据路由规则为其选择一条路径来传输数据。在流传输期间需要更改路径时，控制器先要选择一个新的路径，然后把该路径的流条目沿着该路径下载到相应的交换机中，由此带来额外的控制资源开销。

对于通信对 $\langle S, D \rangle$ 的路径更新，在典型应用场景中，控制器在流路径初始化阶段需要下发指令到交换机，此时主要产生的是控制器到交换机的 Flow-Mod 消息。在流传输结束后，交换机在一段时间内没有发现此流中存在新的数据包，会删除本地存储的与此流相关的流条目，并发送 Flow-Remove 消息到控制器。流条目的本地存储会造成交换机的存储资源占用。当发生路径替换时，如额外的 Flow-Mod 信息和 Flow-Remove 消息将产生，并导致数据平面中的存储量瞬间增加。为了确保在路径交换期间数据包的传递，短时间内数据平面需要同时存储两条路径的流条目。

传统最短路径优先路由中，对流 $\langle S, D \rangle$ 的开销包含 $2 \times |P_i^{SD}| + 1$ 个控制消息和 $|P_i^{SD}|$ 流条目的存储需求，其所选路径 P_i^{SD} 满足 $\left| P_i^{SD} \right| = \min_{P_j^{SD} \in P^{SD}} \left| P_j^{SD} \right|$。

对于频率为 H 的路径跳转，由于存在路径替换，通信对 $\langle S, D \rangle$ 持续时间 T 的流的开销包含 $2 \times \sum_{k=1}^{TH} \left| P_k^{SD} \right| + 1$ 控制消息和 $|P_i^{SD}| + |P_j^{SD}|$ 流条目的 peek 存储需求。其中，$|P_i^{SD}|$ 和 $|P_j^{SD}|$ 是已用路径的第一个和第二个值，P_k^{SD} 是第 k 条已用路径。

对于两段更新模型和频率 H 的路径段替换，通信对 $\langle S, D \rangle$ 持续时间 T 的流的开销包含 $3 \times TH + 1$ 控制消息和 2×3 个流条目的峰值存储需求。因为在两段替换中，只有源、中间和目的地需要获取相应的流条目进行路径部署。在数据平面和控制消息的存储需求上，这两个段可以显著降低开销。这对移动目标防御的可扩展性十分重要。

解决方案的局限性在于，在控制平面上路径发现与路径管理对算力和存储的需求高，本节没有考虑控制器上的应用计算和存储限制，因为认为对逻辑中心控制器来说，上层应用可以拥有大的资源能力是合理的。然而，随着多路径跳频应用服务流的提升，计算和存储资源需要受到关注。

9.5 小结

在网络中，为了保护信息传输，大量专用硬件和中间件得到了广泛的应用。这些设备在加强网络信息安全方面起着关键作用。然而，运营成本的不断增加不仅限制了网络规模的扩展，而且限制了网络的灵活性。同时，现有的网络安全设备大多只能抵御已知的网络威胁。在经典的网络安全系统中，由于攻击者普遍处于暗处，在受到攻击时，防御者通常只能被动地进行防御。为了改变网络安全中防御者的弱势地位，移动目标防御技术作为一种新技术，近年来引起了网络研究者的关注。移动目标防御技术通过主动地设置网络的一些静态状态，使其成为不断变化的攻击面上的攻击者。这使确定目标值的准确性变得更加困难。因此，移动目标防御技术不仅能有效地抵御已知网络威胁，而且可以有效地减少未知网络威胁可能导致的安全问题。

移动目标防御并不是计算机科学领域的一个新提法。只是传统的网络不能满足移动目标防御的基本要求，即需要对网络状态进行高频动态配置。究其原因，主要是管理僵化，战略不变。因此在现实中，移动目标防御在网络上的成功案例很少，长期局限于单机系统领域。近十年来，一种新的网络体系结构 SDN 在网络中得到了越来越广泛的应用。同时，基于 SDN 和 NFV 的移动目标防御也越来越受到学术界和业界的关注。得益于 SDN 的抽象特性，网络中出现了许多具有可编程、灵活和敏捷特性的创新应用。同时，基于 SDN 的逻辑集中控制模式，近年来也提出了一些移动目标防御方法。

在以往的研究中，研究者更注重动态改变数据流的静态参数，其中流的 IP 地址、端口和路由路径是动态配置的主要参数对象。在生产网络中，有一些应用已经被接受，如 IP 地址跳转和端口跳转，但很少涉及路径跳转。路径跳转涉及更多的资源调配，而不仅仅是 IP 地址跳转和端口跳转，而且处理起来更加复杂。对于路径跳变问题，很难得出一个适用于各种应用的通用算法和实现方案。通过查看与路径跳变相关的文献，大多数研究集中在路径选择和路径调度上，很少有人关注路径跳变的关键问题——可伸缩性。与一般路由不同，它不可避免地导致高频跳变过程中的控制成本急剧增加，包括控制平面上的计算、数据平面上的存储及控制平面与数据平面之间的控制消息。因此，在采用跳变路径时，必须仔细考虑跳变的可行性。

为了提出一种新的具有高可扩展性和自适应性的路径跳转方法，本节首先给出了一种攻击模型。首先，假设网络中的所有节点都具有相同的成功防御攻击者攻击的概率，并且攻击者在模型中随机选择一个目标。其次，在攻击模型的基础上，提出并分析了一种获得最大熵（安全度量）的多路径选择算法。为了解决计算的复杂性，该算法在计算中引入了启发式算法。在路径跳变的实现中，提出了一种基于遗传算法的新路径分段交替更新（SAU）的路径调度方案。实验结果表明，SAU 可以在最大近似下实现安全优化。同时，SAU 可以有效地减少由于路径跳变引起的资源消耗的显著增加。它是一种综合考虑安全性和成本的优化模型。同时，新的路径调度具有路径跳变所需的可扩展性和自适应性。

多路径动态路径跳变具备以下特点。

（1）实现了流传输的多态路径，并基于通用攻击模型建立了最优路径跳转。

（2）基于遗传算法的分段路由替换策略，该策略的路由更新方式灵活。同时，该方法降低了路径变化期间的路由更新频率。作为结果的一部分，消耗（如控制、存储和计算）不会突然增加，通信性能也不会间歇性下降。

（3）在下一路径选择时考虑网络背景流，缓解了路径变化时流传输性能的波动。流根据背景流的变化而变化的识别使攻击者在识别目标流上更加困难，从而进一步提高了流传递的安全性。

结　束　语

利用动态多路径路由进行主动网络防御是一种移动目标防御策略，虽然移动目标防御在计算机网络系统中的应用研究成果不断出现，但实际应用部署的种类相对匮乏，网络方面的研究成果用于实践的更少。

动态多路径路由相对于传统的单一路径路由，在资源消耗上具有天然的劣势，如何平衡安全性与资源付出间的关系是一个难题。

从基于端信息跳变的主动防御到基于路径的动态防御，再到基于网络拓扑的动态防御，实现的是一个点、线、面的主动防御。这些防御手段并不是孤立存在的，它们之间相互补充，因此将这些防御手段有机融合在一起以达到更好的安全性，来应对不断演进的网络威胁是一个值得深入研究的问题。

目前针对动态多路径路由，从路径集合的生成、流的分配策略及流的调度方案方面进行了广泛的研究，路径集合生成设定从节点不重合路径、链路不重合路径、完全不重合路径，到允许存在链路或节点重合的路径。路径生成方法主要是基于网络拓扑与链路度量设置的 K-Shortest Paths 算法。

在流的分配策略上，流在路径上的均匀分配或与路径权重相匹配的分配是两种主要的分配方法。在路径调度上，固定时隙，匀速调度。在路径选择上，循环选择和最佳安全路径优先。

本书基于当前网络发展的状态与趋势、网络面对的安全形势及当前的网络架构提出了利用动态多路径路由来改变当前网络传输面临的性能问题。

在面临的传输性能问题上，通过多路径传输及传输期间动态调整流的传输路径来达到提升网络整体吞吐量和可靠性的目的。对于网络中出现的新趋势，如先进可持续攻击，结合目前的 SDN 架构带来的网络管理、控制、配置的可编程性和基于移动目标防御的基本思想，实现了流标识自适应跳变这一网络数据传输安全策略。这一策略实现了通信终端端信息、包携带标识信息的动态改变及流传递路径的自适应随机改变，可以增强防御的主动性，以及对网络常见攻击（如网络窃听、DoS 攻击）的防御的有效性。

流标识自适应随机跳变包含几个独立空间的随机跳变。在实际应用中，可根据实际网络状态调整各空间的跳变策略，达到更优的网络传输安全。显然，各个空间的跳变都意味着需要付出相应的代价，如何合理评估各样本空间的差异性及有效地实施组合也是我们下一步需要研究的问题。

网络动态拓扑是网络主动防御的一种高级形态，由于在此过程中涉及的面更广，所以需要解决的技术难题也就更多。邬江兴院士于 2014 年提出的拟态网络的概念是网络动态拓扑发展的一个新阶段。随着软件化技术的发展，网络软件化已成为一种发展方向，可以预见动态网络将成为主动防御研究的热点问题。点、线、面、网络的动态化将共同组成一个立体化的网络安全防御体系。

参 考 文 献

[1] YANG Z, CUI Y, LI B, et al. Software-Defined Wide Area Network (SD-WAN): Architecture, Advances and Opportunities[C]. 2019 28th International Conference on Computer Communication and Networks (ICCCN), 2019.

[2] SAHOO K S, TIWARY M, MISHRA P, et al. Improving End-Users Utility in Software-Defined Wide Area Network Systems[J]. IEEE Transactions on Network and Service Management, 2019, 17(2):696-707.

[3] MICHEL O, KELLER E. SDN in Wide-Area Networks: A survey[C]. 2017 Fourth International Conference on Software Defined Systems (SDS), 2017.

[4] VISSICCHIO S, CITTADINI L. Safe, Efficient and Robust SDN Updates by Combining Rule Replacements and Additions[J]. IEEE/ACM Transactions on Networking, 2017, 25(5):3012-3115.

[5] FOERSTER K T, SCHMID S, VISSICCHIO S. Survey of Consistent Software-Defined Network Updates[J]. IEEE Communications Surveys and Tutorials, 2018, 21(2):1435-1461.

[6] WANG S, DAN L, XIA S. The Problems and Solutions of Network Update in SDN: A Survey[C]. 2015 IEEE Conference on Computer Communications Workshops, 2015.

[7] LI D, WANG S, ZHU K, et al. A Survey of Network Update in SDN[J]. 中国计算机科学前沿(英文版), 2017, 11(1):4-12.

[8] REITBLATT, MARK, NATE, et al. Abstractions for Network Update[J]. ACM SIGCOMM Computer Communication Review, 2012, 42(4):323-334.

[9] FOERSTER K T, LUDWIG A, MARCINKOWSKI J, et al. Loop-Free Route Updates for Software-Defined Networks[J]. IEEE/ACM Transactions on Networking, 2018, 26(1):328-341.

[10] MAHAJAN R, WATTENHOFER R. On Consistent Updates in Software Defined Networks[C]. Proceedings of the Twelfth ACM Workshop on Hot Topics in Networks, 2013.

[11] LUDWIG, ARNE, SZYMON DUDYCZ, et al. Transiently Secure Network Updates[J]. ACM SIGMETRICS Performance Evaluation Review, 2016, 44(1):273-284.

[12] ZHANG T, GIACCONE P, BIANCO A et al. The Role of the Inter-Controller Consensus in the Placement of Distributed SDN Controllers[J]. Computer Communications, 2017(15):1-13.

[13] FOERSTER K T, MAHAJAN R, WATTENHOFER R. Consistent Updates in Software Defined Networks: On Dependencies, Loop Freedom and Blackholes[C]. 15th IFIP Networking Conference, 2016.

[14] JIN X, ZHANG M, LIN H, et al. Dynamic Scheduling of Network Updates[J]. ACM SIGCOMM Computer Communication Review, 2014, 44(4):539-550.

[15] LIU H, WU X, ZHANG M, et al. zUpdate: Updating Data Center Networks With Zero Loss[C]. Proceedings of the ACM SIGCOMM 2013 conference on SIGCOMM, 2013.

[16] LU J, ZHANG Z, HU T, et al. A Survey of Controller Placement Problem in Software-defined Networking[J]. IEEE Access, 2019 (7):24290-24307.

[17] SALMAN O, ELHAJJ I H, KAYSSI A, et al. SDN Controllers: A comparative Study[C]. 2016 18th Mediterranean Electrotechnical Conference (MELECON), 2016.

[18] HELLER B, SHERWOOD R, MCKEOWN N. The Controller Placement Problem[J]. ACM SIGCOMM Computer Communication Review, 2012, 42(4):473-478.

[19] KNIGHT, SIMON, HUNG X, et al. The Internet Topology Zoo[J]. IEEE Journal on Selected Areas in Communications, 2011, 29(9):1765-1775.

[20] LI G, QIAN Y, ZHAO C, et al. DDP: Distributed Network Updates in SDN[C]. 2018 IEEE 38th International Conference on Distributed Computing Systems (ICDCS), 2018.

[21] BOSSHART, PAT, DAN DALY, et al. P4: Programming Protocol-Independent Packet Processors[J]. ACM SIGCOMM Computer Communication Review, 2014, 44(3):87-95.

[22] KOSTOPOULOS G. Cyberspace and Cybersecurity[M] 2nd ed. Boca Raton: CRC Press, 2017.

[23] SINGER P W. Cybersecurity and Cyberwar: What Everyone Needs to Know[M]. New York: Oxford University Press, 2014.

[24] VIRVILIS N, GRITZALIS D, APOSTOLOPOULOS T. Trusted Computing vs Advanced Persistent Threats: Can a Defender Win This Game? [C]. IEEE International Conference on Ubiquitous Intelligence and Computing, IEEE International Conference on Autonomic and Trusted Computing, 2013.

[25] RASS S, KÖNIG S, SCHAUER S. Defending Against Advanced Persistent Threats Using Game-Theory[J]. PLoS ONE, 2017, 12(1): e0168675.

[26] TANKARD C. Advanced Persistent Threats and How to Monitor and Deter Them[J]. Network Security, 2011, 2011(8):16-19.

[27] COLE E. Advanced Persistent Threat: Understanding the Danger and How to Protect Your Organization[M]. New York: Syngress Publishing, 2012.

[28] WRIGHTSON T. Advanced Persistent Threat Hacking: The Art and Science of Hacking Any Organization[M]. New York: McGraw-Hill Education Group, 2014.

[29] FRIEDBERG I, SKOPIK F, SETTANNI G, et al. Combating Advanced Persistent Threats: From Network Event Correlation to Incident Detection[J]. Computers and Security, 2015, 48(7):35-57.

[30] MARCHETTI M, PIERAZZI F, COLAJANNI M, et al. Analysis of High Volumes of Network Traffic for Advanced Persistent Threat Detection[J]. Computer Networks, 2016, (109):127-141.

[31] YANG L X, LI P, YANG X, et al. Security Evaluation of the Cyber Networks Under Advanced Persistent Threats[J]. IEEE Access, 2017 (5): 20111-20123.

[32] HU P, LI H, HAO F, et al. Dynamic Defense Strategy Against Advanced Persistent Threat With Insiders[C]. Computer Communications, 2015.

[33] WENDLANDT, DAN, IOANNIS C, et al. Don't Secure Routing Protocols, Secure Data Delivery[C]. 5th ACM Workshop on Hot Topics in Networking, 2006.

[34] SAVAGE S, COLLINS A, HOFFMAN E, et al. The End-to-End Effects of Internet Path Selection[C]. Proceedings of the conference on Applications, technologies, architectures, and protocols for computer communication, 1999.

[35] TEIXEIRA, RENATA, KEITH MARZULLO, et al. Characterizing and Measuring Path Diversity of Internet Topologies[J]. ACM SIGMETRICS Performance Evaluation Review, 2003, 31(1):304-305 .

[36] KANDULA, SRIKANTII, DINA KATABI, et al. Dynamic Load Balancing Without Packet Reordering[J]. ACM SIGCOMM Computer Communication Review, 2007, 37(2):51-62.

[37] XU W, REXFORD J. MIRO: Multipath Inter-Domain Routing[C]. Proceedings of the 2006 conference on Applications, technologies, architectures, and protocols for computer communications, 2006.

[38] YANG X, WETHERALL D. Source Selectable Path Diversity Via Routing Deflections[J]. ACM SIGCOMM Computer Communication Review, 2006, 36(4):159-170.

[39] XU D, CHIANG M, REXFORD J. DEFT: Distributed Exponentially Weighted Flow Splitting[C]. 2007-26th IEEE International Conference on Computer Communications, 2007.

[40] MOTIWALA M, FEAMSTER N, VEMPALA S. et al. Path Splicing: Reliable Connectivity With Rapid Recovery[C]. Proceedings of the ACM SIGCOMM 2008 conference on data communication, 2008.

[41] ANDERSEN D, BALAKRISHNAN H, KAASHOEK F, et al. Resilient Overlay Networks[C]. Proceedings of the 8th ACM symposium on Operating systems principles, 2001.

[42] DENG S, BALAKRISHNAN H, NETRAVALI R A, et al. WiFi, LTE, or Both? Measuring Multi-Homed Wireless Internet Performance[C]. Proceedings of the 2014 Conference on Internet Measurement Conference, 2014.

[43] RAICIU C, PAASCH C, BARRE S, et al. How Hard Can It Be? Designing and Implementing a Deployable Multipath TCP[C]. Usenix Conference on Networked Systems Design and Implementation, 2012.

[44] RAICIU C. Coupled Congestion Control for Multipath Transport Protocols[S]. IETF, 2011.

[45] WISCHIK D, RAICIU C, GREENHALGH A, et al. Design, Implementation and Evaluation of Congestion Control for Multipath TCP[J]. USENIX NSDI, 2011, 2011(11):1-14.

[46] KHALILI R, GAST N G, POPOVIC M, et al. MPTCP is not Pareto-Optimal: Performance Issues and a Possible Solution[J]. IEEE/ACM Transactions on Networking, 2013, 21(5):1651-1665.

[47] CAO Y, XU M, FU X. Delay-Based Congestion Control for Multipath TCP[C]. 2012 20th IEEE international conference on network protocols (ICNP), 2012.

[48] WALID, ANWAR, HWANG, et al. Multipath TCP: Analysis, Design, and Implementation[J]. IEEE/ACM Transactions on Networking, 2014, 24(1):596-609.

[49] PAASCH C, FERLIN S, ALAY O, et al. Experimental Evaluation of Multipath TCP Schedulers[C]. Proceedings of the 2014 ACM SIGCOMM workshop on Capacity sharing workshop, 2014.

[50] YANG F, WANG Q, AMER P D. Out-of-Order Transmission for In-Order Arrival Scheduling for Multipath TCP[C]. International Conference on Advanced Information Networking and Applications Workshops, 2014.

[51] ZENG J, CAO Y, KE F, et al. Performance Evaluation of Secure Multipath Retransmission Mechanism in Next Generation Heterogeneous Communication Systems[J]. IET Networks, 2018, 7(2):61-67.

[52] XUE K, HAN J, DAN N, et al. DPSAF: Forward Prediction Based Dynamic Packet Scheduling and Adjusting With Feedback for Multipath TCP in Lossy Heterogeneous Networks[J]. IEEE Transactions on Vehicular Technology, 2017, 67(2):1521-1534.

[53] DONG P, WANG J, HUANG J W, et al. Performance Enhancement of Multipath TCP for Wireless Communications With Multiple Radio Interfaces[J]. IEEE Transactions communications, 2016, 64(8):3456-3466.

[54] HONDA M, NISHIDA Y, EGGERT L, et al. Multipath Congestion Control for Shared Bottleneck[C]. In Proc PFLDNeT Workshop, 2009.

[55] HAN H, SHAKKOTTAI S, HOLLOT C V, et al. Overlay TCP for Multi-Path Routing and Congestion Control[C]. In IMA Workshop on Measurements and Modeling of the Internet, 2004.

[56] LE T A. Improving the Performance of Multipath Congestion Control Over Wireless Networks[C]. 2013 International Conference on Advanced Technologies for Communications (ATC 2013), 2013.

[57] LE T A, HONG C S , HUH E N. Coordinated TCP Westwood Congestion Control for Multiple Paths Over Wireless Networks[C]. International Conference on Information Network 2012, 2012.

[58] DONG P P, YANG W J, TANG W S, et al. Reducing Transport Latency for Short Flows With Multipath TCP[J]. Journal of Network and Computer Applications, 2018(2018):20-36.

[59] OH B H, LEE J. Constraint-Based Proactive Scheduling for MPTCP in Wireless Networks[J]. Computer Networks, 2015, (91):548-563.

[60] KIMURA B, LIMA D, LOUREIRO A. Alternative Scheduling Decisions for MultiPath TCP[J]. IEEE Communications Letters, 2017, 21(11): 2412–2415.

[61] DAN N, XUE K, HONG P, et al. Fine-Grained Forward Prediction based Dynamic Packet Scheduling Mechanism for Multipath TCP in Lossy Networks[C]. 2014 23rd International Conference on Computer Communication and Networks (ICCCN), 2014.

[62] XUE K, CHEN K, NI D, et al. Survey of MPTCP-Based Multipath Transmission Optimization[J]. Journal of Computer Research and Development, 2016, 53(11):2512-2529.

[63] KUHN N, LOCHIN E, MIFDAOUI A, et al. DAPS: Intelligent Delay-Aware Packet Scheduling for Multipath Transport[C]. In 2014 IEEE International Conference on Communications (ICC), 2014.

[64] FERLIN S, ALAY O, MEHANI O, et al. BLEST: Blocking Estimation-Based MPTCP Scheduler for Heterogeneous Networks[C]. In 2016 IFIP Networking Conference (IFIP Networking) and Workshops, 2016.

[65] LING C, TANG W, DONG P, et al. Blocking Time-Based MPTCP Scheduler for Heterogeneous Networks[C]. In International conference on cloud computing and security, 2018.

[66] LIM Y S, NAHUM E M, TOWSLEY D, et al. ECF: An MPTCP Path Scheduler to Manage Heterogeneous Paths[C]. Proceedings of the 13th international conference on emerging networking experiments and technologies, 2017.

[67] FERLIN S, ALAY O, HAYES D A, et al. Revisiting Congestion Control for Multipath TCP With Shared Bottleneck Detection[C]. IEEE International Conference on Computer Communications (INFOCOM), 2015.

[68] BARIK R, FERLIN S, WELZL M. A Linked Slow-Start Algorithm for MPTCP[C]. IEEE International Conference on Communications, 2016.

[69] JOHN D J, SMITH R W, TURKETT W H, et al. Evolutionary Based Moving Target Cyber Defense[C]. Proceedings of the Companion Publication of the 2014 Annual Conference on Genetic and Evolutionary Computation, 2014.

[70] BITAM S, ZEADALLY S, MELLOUK A. Bio-Inspired Cybersecurity for Wireless Sensor Networks[J]. IEEE Communications Magazine, 2016, 54(6):68-74.

[71] KEWLEY D, R FINK, LOWRY J, et al. Dynamic Approaches to Thwart Adversary Intelligence Gathering[C]. DARPA Information Survivability Conference and Exposition II, 2001.

[72] ANTONATOS S R, ANTONATOS S, AKRITIDIS P, et al. Defending Against Hitlist Worms Using Network Address[J]. Microcomputer Information, 2009, 51(12):3471-3490.

[73] SHI L Y, JIA C F, LU S W. Research on End Hopping for Active Network Confrontation[J]. Journal on Communications, 2008, 29(2): 106-110.

[74] LIN K, JIA C F, SHI L Y. Improvement of Distributed Timestamp Synchronization[J]. Journal on Communications, 2012, 33(10):110-116.

[75] LUO Y B, WANG B S, WANG X F, et al. A Keyed-Hashing Based Self-Synchronization Mechanism for Port Address Hopping Communication[J]. Frontiers of Information Technology and Electronic Engineering, 2017, 18(5):719-728.

[76] BADISHI G, HERZBERG A, IDIT K. Keeping Denial-of-Service Attackers in the Dark[J]. IEEE Transactions on Dependable and Secure Computing, 2007, 4(3):191-204.

[77] DUNLOP M, GROAT S, URBANSKI W, et al. The Blind Man's Bluff Approach to Security Using IPv6[J]. IEEE Security and Privacy, 2012, 10(4):35-43.

[78] DEBROY S, CALYAM P, NGUYEN M, et al. Frequency-Minimal Moving Target Defense Using Software-Defined Networking[C]. International Conference on Computing, 2016.

[79] ALSHAER E, QI D, JAFARIAN J. Random Host Mutation for Moving Target Defense[C]. In International Conference on Security and Privacy in Communication Systems, 2012.

[80] JAFARIAN J H, AL SHAER E, DUAN Q. Openflow Random Host Mutation: Transparent Moving Target Defense Using Software Defined Networking. [C]. Workshop on Hot Topics in Software Defined Networks, 2010.

[81] MACFARLAND D C, SHUE C A. The SDN Shuffle: Creating a Moving-Target Defense Using Host-based Software-Defined Networking[C]. Proceedings of the Second ACM Workshop on Moving Target Defense, 2015.

[82] SKOWYRA R, BAUER K, DEDHIA V, et al. Have No PHEAR: Networks Without Identifiers[C]. Proceedings of the 2016 ACM Workshop on Moving Target Defense, 2016.

[83] SUN JIANHUA, KUN SUN. DESIR: Decoy-Enhanced Seamless IP Randomization[C]. In IEEE INFOCOM 2016-35th Annual IEEE International Conference on Computer Communications, 2016.

[84] JAFARIAN H, AL SHAER E, DUAN Q. Spatio-Temporal Address Mutation for Proactive Cyber Agility Against Sophisticated Attackers[C]. Proceedings of the First ACM Workshop on Moving Target Defense, 2014.

[85] JAFARIAN J H, AL SHAER E, QI D. Adversary-Aware IP Address Randomization for Proactive Agility Against Sophisticated Attackers[C]. In 2015 IEEE Conference on Computer Communications (INFOCOM), 2015.

[86] LEI C, ZHANG H Q, MA D H, et al. Network Moving Target Defense Technique Based on Self-Adaptive End-Point Hopping[J]. Arabian Journal for Science and Engineering, 2017, 42(8): 3249-3262.

[87] CHENG L, DUO-HE M, HONGQI Z, et al. Moving Target Defense Technique Based on Network Attack Surface Self-Adaptive Mutation[J]. Chinese Journal of Computers, 2017, 41(5):1109-1131.

[88] DOLEV S, DAVID S T. SDN-Based Private Interconnection[C]. In 2014 IEEE 13th International Symposium on Network Computing and Applications, 2014.

[89] ASEERI A, NETJINDA N, HEWETT R. Alleviating Eavesdropping Attacks in Software-Defined Networking Data Plane[C]. Proceedings of the 12th Annual Conference on Cyber and Information Security Research, 2017.

[90] SAFAVI NAINI R, POOSTINDOUZ A, LISY, V. Path Hopping: An Mtd Strategy for Quantum-Safe Communication[C]. Proceedings of the 2017 Workshop on Moving Target Defense, 2017.

[91] QI D, AL SHAER E, JAFARIAN H. Efficient Random Route Mutation Considering Flow and Network Constraints[C]. Communications and Network Security (CNS), 2013.

[92] JAFARIAN J H, AL-SHAER E, QI D. Formal Approach for Route Agility Against Persistent Attackers[C]. In European Symposium on Research in Computer Security, 2013.

[93] GILLANI F, AL SHAER E, LO S, et al. Agile Virtualized Infrastructure to Proactively Defend Against Cyber Attacks[C]. 2015 IEEE Conference on Computer Communications (INFOCOM), 2015.

[94] CARVALHO M, FORD R. Moving-Target Defenses for Computer Networks[J]. IEEE Security & Privacy, 2014, 12(2):73-76.

[95] WOLFGANG BRAUN, MICHAEL MENTH. Software-Defined Networking Using OpenFlow: Protocols, Applications and Architectural Design Choices[J].

Future Internet, 2014, 6(2):302-336.

[96] KIM H, FEAMSTER N. Improving Network Management With Software Defined Networking[J]. Communications Magazine IEEE, 2013, 51(2):114-119.

[97] MCKEOWN N, ANDERSON T, BALAKRISHNAN H, et al. OpenFlow: Enabling Innovation in Campus Networks[J]. Computer communication review, 2008, 38(2):69-74.

[98] ROTHENBERG C E, NASCIMENTO M R, SALVADOR M R, et al. Revisiting Routing Control Platforms With the Eyes and Muscles of Software-Defined Networking[C]. ACM SIGCOMM Workshop on Hot Topics in Software Defined Networking (HotSDN), 2012.

[99] KUBO R, FUJITA T, AGAWA, Y, et al. Ryu SDN Framework:Open-source SDN Platform Software[J]. NTT Technical Review, 2014, 12(8):1-5.

[100] PRIES R. A New Replay Attack Against Anonymous Communication Networks[C]. IEEE International Conference on Communications, 2008.

[101] MEIER R, GUGELMANN D, VANBEVER L. iTAP: In-Network Traffic Analysis Prevention Using Software-Defined Networks[C]. Proceedings of the Symposium on SDN Research, 2017.

[102] LE BLOND S, CHOFFNES D, CALDWELL W, et al. Herd: A Scalable, Traffic Analysis Resistant Anonymity Network for VoIP Systems[C]. In Proceedings of the 2015 ACM Conference on Special Interest Group on Data Communication, 2015.

[103] SNADER R, BORISOV N. Improving Security and Performance in the Tor Network through Tunable Path Selection[J]. IEEE Transactions on Mobile Computing, 2011, 8(5):728-741.

[104] RAWAT D B, REDDY S R. Software Defined Networking Architecture, Security and Energy Efficiency: A Survey[J]. IEEE Communications Surveys & Tutorials, 2017, 19(1):325-346.

[105] ALI S T, SIVARAMAN V, RADFORD A, et al. A Survey of Securing Networks Using Software Defined Networking[J]. IEEE Transactions on Reliability, 2015, 64(3):1086-1097.

[106] SINGH S K, DAS T, Jukan A. A Survey on Internet Multipath Routing and Provisioning[J]. IEEE Communications Surveys and Tutorials, 2015, 17(4):2157-2175.

[107] JIE Y, PAPAVASSILIOU S. Improving Network Security by Multipath Traffic Dispersion[C]. In 2001 MILCOM Proceedings Communications for Network-Centric Operations: Creating the Information Force, 2001.

[108] LIU J, ZHANG H, GUO Z. A Defense Mechanism of Random Routing Mutation in SDN[J]. IEICE TRANSACTIONS on Information and Systems, 2017, 100(5):1046-1054.

[109] QIU H, TANG H, YOU W, et al. A Method of Network Slicing Mapping Supporting Random Route Mutation[C]. 10th International Conference on Wireless Communications and Signal, 2018.

[110] AI J, CHEN H, GUO Z, et al. Improving Resiliency of Software-Defined Networks With Network Coding-Based Multipath Routing[C]. 2019 IEEE Symposium on Computers and Communications (ISCC), 2019.

[111] MURALI M P, MOHAN G, JOON L T. Dynamic Attack-Resilient Routing in Software Defined Networks[J]. IEEE Transactions on Network and Service Management, 2018, 15(3): 1146-1160.

[112] BHANDARI R. Survivable Networks: Algorithms for Diverse Routing[M]. Boston, Dordrecht, London Springer: Science and Business Media, 1999.

[113] LIN S J, CHUNG W H. An Efficient (n, k) Information Dispersal Algorithm for High Code Rate System Over Fermat Fields[J]. IEEE Communications Letters, 2012, 16(12):2036-2039.

[114] RABIN M O. Efficient Dispersal of Information for Security, Load Balancing, and Fault Tolerance[J]. Journal of the Acm, 1989, 36(2):335-348.

[115] CONNELL W, MENASCE D A, ALBANESE M. Performance Modeling of Moving Target Defenses[C]. Proceedings of the 2017 Workshop on Moving Target Defense, 2017.

[116] GERMAN, PAUL. Time to Bury Dedicated Hardware-Based Security Solutions[J]. Network Security, 2017(8):13-15.

[117] SENGUPTA S, CHOWDHARY A, SABUR A, et al. A Survey of Moving Target Defenses for Network Security[J]. IEEE Communications Surveys & Tutorials, 2020, 22(3):1909-1941.

[118] CHO J H, SHARMA D P, ALAVIZADEH H, et al. Toward Proactive, Adaptive Defense: A Survey on Moving Target Defense[J]. IEEE Communications Surveys & Tutorials, 2019, 22(1):709-745.

[119] AMIN R, REISSLEIN M, SHAH N. Hybrid SDN Networks: A Survey of Existing Approaches[J]. IEEE Communications Surveys & Tutorials, 2018, 20(4):3259-3306.

[120] WANG K, WANG Y, ZENG D, et al. An SDN-Based Architecture for Next-Generation Wireless Networks[J]. IEEE Wireless Communications, 2017, 24(1):25-31.

[121] NARANTUYA J, YOON S, LIM H, et al. SDN-Based IP Shuffling Moving Target Defense With Multiple SDN Controllers[C]. 2019 49th Annual IEEE/IFIP International Conference on Dependable Systems and Networks-Supplemental Volume (DSN-S), 2019.

[122] SONG F, ZHOU Y T, WANG Y, et al. Smart Collaborative Distribution for Privacy Enhancement in Moving Target Defense[J]. Information sciences, 2019, (2019):593-606.

[123] MARX M, SCHWARZ M, BLOCHBERGER M, et al. Context-Aware IPv6 Address Hopping[M]. Berlin: Springer, 2020.

[124] ZHANG L, YI G, YUWEN H, et al. A Port Hopping Based DoS Mitigation Scheme in SDN Network[C]. International Conference on Computational Intelligence & Security. IEEE, 2017.

[125] ZHANG L, QIANG W, GU K, et al. Path Hopping Based SDN Network Defense Technology[C]. International Conference on Natural Computation, 2016.

[126] ZHANG C, BUY, ZHAO Z. SDN-based Path Hopping Communication Against Eavesdropping Attack[C]. In Optical Communication, Optical Fiber Sensors and Optical Memories for Big Data Storage, 2016.

[127] KZ A, ASA B, YB C, et al. Secure Multipath Mutation SMPM in Moving Target Defense Based on SDN[J]. Procedia Computer Science, 2019, (151):977-984.

[128] ZHANG Z, DENG R, YAU D K, et al. On Hiddenness of Moving Target Defense Against False Data Injection Attacks on Power Grid[J]. ACM Transactions on Cyber-Physical Systems, 2020, 4(3):1-29.

[129] YANG Y, CHENG L. An SDN-Based MTD Model[J]. Concurrency and Computation: Practice and Experience, 2018, 31(21):e4897.

[130] DARKI A, DUFF A, QIAN Z, et al. Don't Trust Your Router: Detecting Compromised Routers[C]. 12th International Conference on Emerging Networking Experiments and Technologies CoNEXT, 2016.

[131] LIU H, JIN C, YANG B, et al. Finding Top-k Shortest Paths With Diversity[J]. IEEE Transactions on Knowledge and Data Engineering, 2017, 30(3): 488-502.

[132] GUERIN R A, ORDA A, Williams D. QoS Routing Mechanisms and OSPF Extensions[C]. IEEE Global Telecommunications Conference. Conference Record, 1997.

[133] OPENFLOW C. OpenFlow Switch Specification Version 1.0.0[EB/OL].

[2021-9-18]. https://opennetworking.org/wp-content/uploads/2013/04/openfl ow-spec-v1.0.0.pdf.

[134] OPENFLOW C. OpenFlow Switch Specification Version 1.5.1[EB/O L]. [2021-9-18] https://opennetworking.org/wp-content/uploads/2014/10/op enflow-switch-v1.5.1.pdf.

[135] ZHANG, R, NIU JIBIN, LI XIN, et al. An Anonymous System Based on Random Virtual Proxy Mutation[J]. Technical Gazette, 2020, 27(4): 1115-1125

[136] KOLLMER JE, DANIELS KE. Betweenness Centrality as Predictor for Forces in Granular Packings[J]. Soft Matter, 2019, 15(8): 1793-1798.

[137] DECUSATIS C, CARRANZA A, DELGADO CACERES J. Modeling Software Defined Networks Using Mininet[C]. 2nd Internet Conference Computer Information Scientific Technology, 2016.

[138] TU CHENG CHUN, JOE STRINGER, JUSTIN PETTIT. Building an Extensible Open vSwitch Datapath[J]. ACM SIGOPS Operating Systems Review, 2017, 51(1):72-77.

[139] R C MEENA, M BUNDELE, M NAWAL. RYU SDN Controller Testbed for Performance Testing of Source Address Validation Techniques[C]. 3rd International Conference on Emerging Technologies in Computer Engineering: Machine Learning and Internet of Things (ICETCE), 2020.